AF394943

FIÈVRE TYPHOÏDE

DE LA

FIÈVRE TYPHOÏDE

CONSIDÉRATIONS CRITIQUES ET PRATIQUES

SUR

SA NATURE, SES CAUSES ET SON TRAITEMENT

Par le Dr E. MARX

ex-interne (1er au concours),
ex-aide de clinique médicale et chirurgicale à l'hôpital St-André de Bordeaux,
lauréat de l'École de Médecine de la même ville,
lauréat (1862) de la Société de Chirurgie de Paris,
secrétaire de la Société médicale d'Émulation,
membre de la Société des Sciences physiques et naturelles de Bordeaux.

Ouvrage qui a obtenu en 1863, la 1re Médaille d'or du Concours ouvert par la
Société impériale de Médecine de Bordeaux.

PARIS

GERMER-BAILLIÈRE, LIBRAIRE-ÉDITEUR,

17, RUE DE L'ÉCOLE-DE-MÉDECINE, 17.

1864

FIÈVRE TYPHOÏDE

NATURE, CAUSES, TRAITEMENT

La question de la fièvre typhoïde, telle qu'elle a été motivée puis formulée par la Société de Médecine de Bordeaux, ne comporte pas la description détaillée de cette maladie. Il s'agit de porter la lumière sur trois points spéciaux de son histoire : nature, causes, traitement, qui permettent de résumer tout ce qu'il y a à dire d'essentiel sur le sujet, sans entrer dans les longs et fastidieux développements qu'entraînerait un exposé *ex professo*. A ces trois points se rapportent toutes les questions spéciales sur lesquelles la Compagnie a cru devoir appeler plus particulièrement l'attention. Nous les rencontrerons donc chemin faisant, et nous aurons soin de leur donner un développement relatif, tout en restant dans les limites que comporte un travail académique.

Notre plan se trouve tracé d'avance par l'énoncé même de la question. Nous aurons à étudier successivement la nature, les causes, le traitement de la fièvre typhoïde. C'est évidemment l'ordre logique dans lequel ces trois points doivent s'enchaîner, car on serait mal venu de rechercher les causes et le traitement d'une maladie avant de savoir au juste ce qu'elle est. Redisons, d'ailleurs, qu'il est impossible de faire sérieusement leur histoire sans traiter en même temps l'histoire tout entière de la maladie ; l'exposition a donc tout à gagner à cet arrangement, sans que le fond y perde rien. Comme c'est un travail critique que nous entreprenons, nous aurons soin d'indiquer très-exactement les sources auxquelles nous puisons nos assertions. Nous aurons ainsi le double avantage de prouver l'exactitude de nos recherches, et de les placer, à défaut de l'autorité qui nous manque, sous le patronage des noms les plus justement vénérés parmi les médecins des temps modernes.

PREMIÈRE PARTIE.

NATURE DE LA FIÈVRE TYPHOÏDE.

Nous ne prétendons pas suivre une à une toutes les théories qui ont été imaginées, par les médecins anciens ou modernes, pour expliquer la nature de la fièvre typhoïde ou des maladies qui ont servi à la constituer. Cette étude, sans éclairer en quoi que ce soit le sujet qui nous occupe, ne ferait que rendre inintelligible une question déjà assez difficile à éclairer, si on s'en tient aux opinions qui ont soutenu l'épreuve du temps et de l'expérience. Nous ne discuterons que ces dernières, et nous trouverons, dans l'exposé même de la question que nous traitons, un jalon qui nous servira à les classer méthodiquement.

La fièvre typhoïde produit-elle des désordres anatomo-pathologiques constants? demande la Compagnie. C'est cette question que nous allons examiner d'abord. Si, en effet, nous trouvons dans la fièvre typhoïde des lésions anatomo-pathologiques constantes, et si, d'autre part, après avoir déterminé la nature de ces lésions, nous pouvons regarder tous les symptômes de la maladie comme étant de même nature qu'elles, nous aurons singulièrement avancé la question. Si, au contraire, cette concordance n'existe pas, nous aurons le droit de conclure que les lésions anatomo-pathologiques ne suffisent pas à rendre compte de la maladie.

Et d'abord, la fièvre typhoïde produit-elle des désordres anatomo-pathologiques constants ?

Quand on consulte les auteurs pour répondre à cette question, on trouve qu'ils signalent tous, dans la fièvre typhoïde, une lésion fondamentale ayant son siége dans les plaques agminées ou de Peyer, et dans les follicules isolés ou de Brunner; mais, quand on veut suivre sous leur direction la description de cette lésion, on éprouve le plus grand embarras. Il semble que les altérations de l'intestin, dans la fièvre typhoïde, diffèrent de celles qu'on observe dans d'autres tissus, tant diffèrent les noms sous lesquels les divers auteurs désignent ces altérations.

Ainsi, M. Louis (*Recherches anatomiques, pathologiques et thérapeutiques sur la maladie connue sous le nom de fièvre typhoïde*, t. 1, p. 172 et 178), décrit deux formes d'altérations des plaques qu'il appelle *plaques dures* et *plaques molles;* pour Chomel (*Leçons de clinique médicale*, p. 98), ces dernières sont des plaques à surface réticulée, tandis que M. Andral (*Clinique médicale*, t. 1, p. 504 et 506), les confond toutes sous le nom d'*exanthème en plaque*, réservant aux lésions des follicules isolés le nom d'*exanthème boutonneux*. M. Cruveilhier (*Anatomie patholog.*) distingue les formes *granuleuse, pustuleuse, ulcéreuse, gangréneuse, ganglionnaire, pseudo-membraneuse ;* M. Forget (*Traité de l'entérite folliculeuse*, p. 97) décrit sept formes différentes. Pour Bretonneau (De la maladie à laquelle M. Bretonneau a donné le nom de dothiénentérie ou dothinentérite, *Arch. génér. de médecine*, t. 10, p. 67), la lésion intestinale suit des périodes fixes auxquelles se rapportent les altérations mentionnées plus haut, et on peut en décrire les phases, comme on décrit celles des éruptions scarlatineuses, rubéoliques ou varioleuses. Mais tous ceux qui ont eu l'occasion de faire l'autopsie de sujets morts de la fièvre typhoïde, savent qu'il n'en est pas toujours ainsi. Nous renvoyons d'ailleurs, pour la preuve du fait, aux observations de Chomel (p. 64 et 75); Louis (t. 1, p. 69); Boudet (*Arch. gén. de médecine*, t. 11, p. 161, 1846).

M. Trousseau, dans son dernier ouvrage (*Clinique*, t. 1, p. 140), reconnaît que les règles qu'il a lui-même posées admettent certaines modifications. — Nous croyons devoir nous ranger à l'opinion des auteurs du *Compendium de Médecine,* qui ne voient dans les lésions des plaques que des altérations semblables à celles qu'on rencontre dans les autres tissus, et décrivent successivement, en y faisant rentrer les diverses formes signalées par les auteurs : 1º l'hypertrophie de la tunique muqueuse des plaques de Peyer; 2º l'hypertrophie de la plaque avec coloration noire (pointillé noir de Rœderer et Wagler, *in* Traité de la maladie muqueuse, p. 300); 3º le ramollissement rouge de la muqueuse des plaques (plaques réticulées de Chomel); 4º l'hypertrophie avec ramollissement rouge des tuniques muqueuse et

cellulaire (plaques molles de M. Louis); 5° l'hypertrophie avec
induration et ramollissement successif du tissu propre de la
plaque (plaque dure de M. Louis, gaufrée des auteurs); 6° l'ulcération des plaques; 7° la perforation; 8° la gangrène signalée
par M. Bouillaud (*Nosographie*, p. 103); 9° les cicatrices intestinales.

Les altérations des follicules isolés ou de Brunner se prêtent
à une classification soumise aux mêmes principes.

Telles sont, d'après les auteurs, en laissant de côté leur description que ne comporte en aucune façon un travail critique, les
lésions fondamentales qu'on rencontre dans la fièvre typhoïde. —
Mais, pour qu'elles caractérisent suffisamment la fièvre typhoïde,
elles doivent remplir la condition de ne se rencontrer que dans
cette maladie. Voyons s'il en est ainsi. Les lésions des follicules
isolés, ainsi que les deux premières classes de lésions des follicules
agminés (hypertrophie de la muqueuse, hypertrophie avec coloration noirâtre), se rencontrent dans d'autres maladies que la
fièvre typhoïde. Chomel a trouvé l'hypertrophie des plaques de
Peyer dans le choléra asiatique, chez une jeune fille atteinte
d'érysipèle de la face, chez un sujet mort d'hypertrophie du
cœur (ouv. cit., p. 208); Chomel et Louis, dans la scarlatine; M. Forget, dans un cas de scarlatine maligne (observ. 19);
les auteurs du *Compendium*, dans un cas d'érysipèle facial et de
brûlure des deux membres inférieurs, dans deux cas de variole
dont un s'accompagnait de la lésion des follicules isolés. Chez les
enfants (Rilliet et Barthez), on trouve, dans d'autres maladies
que la fièvre typhoïde, l'hypertrophie simple ou avec pointillé
noir des plaques. Il est certain que, le plus souvent, les plaques
dures ou molles, les ulcérations, l'hypertrophie des ganglions
mésentériques coïncident avec l'hypertrophie, et indiquent l'existence d'une fièvre typhoïde; mais, dans des cas graves où la
mort arrive vite (Chomel, Rilliet et Barthez, *Maladies des enfants*,
t. 2, p. 351), on n'a trouvé, comme lésion unique, que l'hypertrophie des plaques; et, comme elle existe dans d'autres maladies
que la fièvre typhoïde, elle ne peut, quand elle est seule, suffire
à caractériser cette maladie.

De même les lésions des follicules isolés se rencontrent dans
d'autres maladies que la fièvre typhoïde : ainsi, dans le choléra
asiatique, où on trouve ces glandes hypertrophiées (*Comp. de
Médecine;* Louis, *loco citato*, p. 198); chez les phthisiques, où

elles renferment de la matière tuberculeuse (Chomel, p. 210); dans la scarlatine (trois cas de Louis, ouv. cité, p. 198). Il est vrai qu'ici aussi les altérations concomitantes fixent le plus souvent le diagnostic; mais il n'en faut pas moins conclure de ce qui précède que les altérations des glandes isolées et les deux premiers degrés d'altération des plaques de Peyer, pouvant exister dans d'autres maladies que la fièvre typhoïde, ne peuvent suffire pour la caractériser.

Mais, quand on consulte les auteurs que nous venons de citer, on les voit unanimes à reconnaître que les lésions des plaques de Peyer, autres que l'hypertrophie simple ou à pointillé noirâtre, lésions dont nous n'avons pas à faire une seconde fois l'énumération, ne se rencontrent dans aucune autre maladie que la fièvre typhoïde. M. Chomel les résume tous en disant (ouvrage cité) qu'il n'existe pas un seul exemple authentique de ces lésions chez un sujet qui n'aurait pas offert les symptômes de la fièvre typhoïde. Nous pouvons donc dire qu'il existe dans la fièvre typhoïde des lésions anatomo-pathologiques ne se retrouvant pas dans d'autres maladies, et consistant, pour les résumer, dans le ramollissement ou l'ulcération des plaques agminées ou de Peyer.

Maintenant, ces lésions appartenant en propre à la fièvre typhoïde sont-elles constantes? ou, en d'autres termes, ne peut-on pas admettre de fièvre typhoïde sans altération des plaques de Peyer?

M. Louis (ouv. cité, p. 199), le *Compendium,* n'admettent pas de fièvre typhoïde sans l'altération caractéristique. Chomel (ouv. cité, p. 528) dit *n'en avoir jamais vu sans cette altération;* néanmoins, il admet que l'altération n'est pas indispensable pour caractériser la maladie. « Si, dit-il, quelques sujets qui succombent n'ont qu'un petit nombre de plaques affectées, n'en ont que deux, qu'une seule, qu'une portion même d'une seule plaque, cette décroissance progressive...... conduit, par degré, à l'absence de toute lésion. D'ailleurs, à quelle espèce de maladie rapportera-t-on les faits peu nombreux dans lesquels, pendant la vie, les symptômes ont été ceux de la fièvre typhoïde, et où, après la mort, on n'a point trouvé la lésion accoutumée? » Le premier de ces arguments de Chomel n'est qu'une vue de l'esprit; quant au second, il est certainement sérieux et a été discuté par plusieurs auteurs compétents. Le *Compendium* préfère admettre dans ces cas une erreur de diagnostic que de croire à des fièvres typhoïdes sans lésion des plaques. — Valleix objecte que la plupart de ces faits ont été recueillis à une époque où on connaissait peu la fièvre typhoïde et ses lésions, et que les détails nécroscopiques sont insuffisants (Considérations sur la fièvre typhoïde, et principalement sur la détermination de ses caractères atanomiques essentiels, *Arch. de méd.*, t. 4, p. 69). Il ne trouve dans les faits de M. Andral (*Clin. médic.*, p. 314 et 490) qu'un fait probant, les autres concernant des sujets atteints d'affections locales diverses (érysipèle, gangrène, phlébite), accompagnées de symptômes typhoïdes. M. Bouillaud, qui admettait la possibilité de fièvres typhoïdes sans lésion intestinale (*Traité des f. essentielles*) la regarde aujourd'hui comme l'élément essentiel et fondamental (*Nosog., loc. cit.*, p. 93). — M. Forget (p. 521) pense de même. — M. Grisolles (*Traité de pathol.*, t. 1, p. 56) cite un cas de fièvre typhoïde sans lésion des plaques, et regarde ces cas comme *excessivement rares*. — M. Trousseau (*Clin. médic.*, t. 1, p. 140) dit que ce sont des faits aussi exceptionnels que peuvent l'être ceux de variole sans éruption. — M. Louis nous semble résumer la discussion en disant que la lésion intestinale, n'étant que la manifestation locale et l'effet de l'état général, comme les éruptions de la variole, de la scarlatine, de la rougeole, peut être très-légère, même nulle dans quelques cas exceptionnels, comme cela arrive dans les fièvres éruptives.

Signalons, pour être complet, l'opinion de M. Nathalis Guillot, qui nie l'existence des plaques de Peyer, et place l'altération de la fièvre typhoïde dans les villosités de la muqueuse intestinale. (*L'Expérience*, décembre 1837.) — Disons avec Valleix, qui s'est fait le défenseur des glandes de Peyer, que, quel que soit son siége anatomique, la lésion de la fièvre typhoïde affecte certaines parties de l'intestin et revêt une forme qu'on ne retrouve dans aucune autre maladie. (La fièvre typhoïde et l'inflammation de l'iléon sont-elles des maladies distinctes? Th. pour l'agrégation, p. 20.) C'est tout ce qu'il nous importe de constater.

Nous ne nous arrêtons pas à dessein sur les autres altérations anatomo-pathologiques qu'on rencontre dans la fièvre typhoïde, telles que l'inflammation des ganglions mésentériques, qui n'est qu'une conséquence des altérations des plaques de Peyer; les lésions de la rate; l'altération du sang, qui se rencontre aussi dans d'autres maladies. Nous venons de nommer celles qu'on trouve le plus ordinairement. Les autres, telles que les altérations du foie, des reins, des organes respiratoires, etc., etc., nous semblent trop infidèles pour mériter autre chose qu'une simple mention.

En résumé, il n'existe, dans la fièvre typhoïde, qu'une seule altération spéciale à cette maladie, et qui puisse être considérée comme constante. Elle a son siége dans les glandes intestinales. La constance de la lésion intestinale dans la fièvre typhoïde une fois constatée, nous sommes naturellement amené à examiner la théorie qui fait consister toute la maladie dans cette lésion, et ne voit dans la fièvre typhoïde qu'une gastro-entérite, une entérite folliculeuse.

1re théorie : *La fièvre typhoïde n'est qu'une inflammation de l'intestin.* — Cette opinion sur la nature de l'affection qui nous occupe est soutenue par trois auteurs d'une grande autorité : Broussais, M. Bouillaud, et Forget. Nous allons d'abord résumer leur manière de voir, puis nous indiquerons les objections, décisives à notre sens, que les auteurs ont faites à cette doctrine.

Broussais (*Examen des doctrines*, chap. 39) cherche dans l'anatomie pathologique, aussi bien que dans la symptomatologie de la maladie, la preuve qu'elle n'est qu'une gastro-entérite. Pour lui, tous les symptômes ont pour cause unique l'inflammation intestinale. Celle-ci se propage de proche en proche, et tend à se développer dans presqus tous les organes, donnant ainsi raison des phénomènes dont ils sont le siége.

« L'état ataxique annonce une irritation de la périphérie du cerveau voisine de l'inflammation; l'adynamique atteste que la congestion cérébrale marche du même pas que celle du canal digestif. » (*Traité de pathog. et thérap. générales*, t. 1, p. 529.) Ainsi, inflammation intense du·canal digestif amenant une inflammation sympathique dans les autres organes « qui sont plus ou moins affectés suivant la saison, l'âge, le sexe, l'habitude, l'état antérieur, le degré d'activité de l'organe. L'abus habituel des spiritueux expose davantage aux lésions encéphaliques; l'hiver, aux lésions pulmonaires. L'inflammation s'étant développée sur une surface plus étendue..... est pour ainsi dire contagieuse dans l'économie. » (Ouvrage cité, p. 621.) De même, toutes les lésions anatomiques ne sont qu'une suite de l'inflammation. Il énumère à ce point de vue toutes les lésions viscérales : « La péritonite, la bronchite, la congestion pulmonaire, la cystite, la néphrite, la pharyngite et la laryngite, qui sont véritablement une espèce de débordement de la phlegmasie intérieure » (p. 549). Les phlegmasies de l'extérieur tendent à la gangrène; telles sont les inflammations de la peau, des parotides, les phlegmasies éruptives (p. 550).

Quant au siége spécial de l'inflammation dans les follicules intestinaux, Broussais ne l'admet pas; pour lui, toute la muqueuse est enflammée dans la fièvre typhoïde, et même cette éruption n'est pas nécessaire aux symptômes typhoïdes, puisqu'on les rencontre dans beaucoup de cas où les follicules ne sont nullement altérés, mais où la muqueuse est fortement enflammée (p. 617).

M. Bouillaud, qui soutient aussi la nature inflammatoire de la fièvre typhoïde, la comprend de la manière suivante : — L'élément essentiel et fondamental est pour lui l'inflammation des follicules intestinaux. Ceux-ci, une fois ulcérés, sont en contact avec des matières septiques liquides ou gazeuses qu'elles absorbent ou résorbent, amenant aussi une infection putride du sang. De là la prédominance des phénomènes inflammatoires dans la premièrs période, des phénomènes septiques dans la deuxième et la troisième. — Ainsi, rien de plus clair; des deux éléments admis par M. Bouillaud, l'élément inflammatoire et l'élément septique, ce dernier est la conséquence du premier, et n'existerait pas sans lui. (*Nosogr.*, p. 93, 129, 131.)

M. Forget considère aussi la fièvre typhoïde comme une entérite folliculeuse (ouv. cité, p. 521). « Cette lésion est vraisemblablement primitive; si elle est secondaire, on ne peut l'assimiler aux exanthèmes fébriles, notamment à la variole. Primitive ou secondaire, la lésion intestinale réclame essentiellement l'attention du praticien (p. 547). Conséquents avec la théorie qu'ils défendent, MM. Bouillaud (t. 1, p. 78, *Clinique médicale*) et Forget (ouv. cité, p. 310) font dater la convalescence du moment où les symptômes abdominaux perdent de leur intensité. Enfin, le traitement antiphlogistique sur une large échelle est celui qui leur paraît, mais à M. Bouillaud surtout, spécialement indiqué.

Voyons maintenant les objections qu'on peut faire aux théories que nous venons d'exposer.

Les arguments qu'invoque Broussais, pour prouver la nature inflammatoire de la fièvre typhoïde, se réduisent à deux : les symptômes sont inflammatoires, les lésions cadavériques sont inflammatoires.

1º Les symptômes sont inflammatoires. Examinons sur ce point l'opinion des auteurs. M. Donné, qui avait attribué l'*acidité du mucus buccal* dans la fièvre typhoïde à une irritation gastrique, a abandonné lui-même cette opinion. — Un des auteurs du *Compendium* et M. Bouillaud lui-même (*Clinique*, p. 315) admettent que cette acidité est loin d'être constante (23 f. sur 43). — *L'état de la langue* n'est pas le moins du monde en rapport avec celui de l'estomac, et n'indique pas du tout l'existence d'une inflammation de cet organe ou de l'intestin (Louis, p. 476; Andral, p. 531 et 533). Peu de médecins, d'ailleurs, trouvent dans la rougeur de la langue des signes d'une phlegmasie gastro-intestinale. Son état s'explique bien mieux par le mouvement fébrile intense, la gêne de la respiration, la soif, les enduits visqueux ou sanglants, le délire et toutes les conditions d'adynamo-ataxie. — *Les nausées, les vomissements* ne sont pas considérés comme des symptômes de lésions de l'estomac (Andral, p. 541; Louis, p. 459). Le *Compendium* cite cinq cas de vomissements survenus du vingtième au trentième jour, ayant duré plus de huit jours, sans que la langue fût rouge, sans qu'on ait constaté à l'autopsie de lésion de la muqueuse. — Il s'agit ici d'un simple trouble nerveux, puisque les mêmes malades qui vomissent les remèdes et les boissons digèrent quelquefois très-bien les potages ou le bouillon; ce n'est que dans des cas rares, où il existe en même temps des vomissements et de la douleur épigastrique, qu'on peut croire à une phlegmasie de l'estomac; mais on ne peut la regarder que comme une complication (Louis, *Compendium*). *La douleur abdominale* est un des symptômes sur lesquels Broussais compte le plus pour appuyer sa manière de voir. Nous ne parlons pas de la douleur atroce que provoque la péritonite par perforation, mais de la douleur qu'on constate dans la fièvre typhoïde simple. Or, il est constant, et M. Andral l'a très-bien établi (p. 551), que cette douleur manque alors qu'il existe des lésions graves et multiples de l'intestin. Donc la relation de cause à effet n'existe pas plus ici que pour l'estomac. — Les auteurs sont unanimes pour admettre que l'inflammation du foie constitue dans la fièvre typhoïde une complication qu'on ne saurait classer dans les symptômes ordinaires de la maladie. — Ce qui domine dans ce viscère, ainsi que dans la rate qui est si souvent altérée, c'est un état de congestion dont l'anatomie pathologique nous confirmera bientôt l'existence.

Les auteurs du *Compendium* ont fait des symptômes morbides de l'*appareil respiratoire* une étude consciencieuse ; ils concluent de leurs recherches que la cause des altérations du poumon est due à la congestion qui se produit là comme dans tous les viscères. *La rougeur oculaire* qu'on constate dans les cas graves est due aussi à la congestion passive de la conjonctive, sous l'influence de l'adynamie. (*Compend.*)

Les *symptômes cérébraux* de la fièvre typhoïde ne sont pas dus à une inflammation du cerveau ou de ses enveloppes. Il nous suffira, pour le prouver, de citer quelques passages empruntés à divers auteurs. La céphalalgie, dit le *Compendium*, pourrait faire croire à une complication cérébrale qui n'existe pas. Petit et Serres (*Fièvre entéro-mésentérique*, p. 157) font remarquer que le délire des affections du cerveau et de ses membranes ne cesse pas par instant, comme celui de la fièvre typhoïde. Enfin, Louis (p. 24) a démontré que l'état du cerveau n'explique pas le développement des accidents cérébraux.

Après avoir prouvé que l'inflammation des solides n'est rien moins qu'ordinaire dans la fièvre typhoïde, voyons ce que nous donnera l'étude du sang.

C'est dans la fièvre typhoïde qu'on trouve, soit ce qu'on a appelé la fausse couenne, soit l'absence complète de couenne inflammatoire. Nous n'avons pas à nous étendre sur ce fait, que nous énonçons d'après les autorités les plus compétentes. Déjà Rœderer et Wagler (*Maladie muqueuse*, p. 125) l'avaient signalé. Plus tard, il a été mis hors de doute par MM. Andral (*Hématologie pathologique*, p. 66) et Louis (ouvrage cité, p. 175). — M. Forget seul regarde (p. 508) les altérations du sang comme accidentelles, alors que M. Bouillaud lui-même, le grand-prêtre de l'inflammation, reconnaît qu'on ne rencontre jamais un sang inflammatoire dans la fièvre typhoïde (*Clinique*, t. 1, p. 307 ; *Nosographie*, t. 3, p. 119), et regarde les altérations physiques du sang comme « un phénomène aussi constant qu'aucun de ceux qu'on a considérés comme des caractères essentiels de l'état typhoïde (p. 307). » Déjà Dehaen (*Ratio medendi*), Huxham (*Essais sur les fièvres*), parlant des fièvres ataxo-adynamiques, avaient indiqué les altérations physiques du sang.

Quant aux altérations de composition du sang, il résulte des recherches de MM. Andral et Gavarret (*Recherches sur quelques modifications de quelques principes du sang*, p. 60), de MM. Léonard et Folley (*Recueil de mémoires de médecine, de chirurgie et de pharmacie militaires*, t. 9, p. 208), que l'altération la plus commune dans la fièvre typhoïde est la défibrination absolue ou relative du sang. Or, personne n'ignore que l'augmentation de fibrine est peut-être le seul caractère vraiment pathognomonique de l'inflammation.

2° Abordons maintenant l'anatomie pathologique qui nous fournira de nouvelles preuves contre la nature inflammatoire de la fièvre typhoïde.

Une seule lésion cadavérique est généralement considérée comme inflammatoire : c'est celle des ganglions mésentériques ; mais elle ne survient que consécutivement à la lésion des plaques de Peyer, absolument comme une adénite inguinale survient à la suite d'un chancre, ou bien à la suite du contact de ces plaques ulcérées avec des matières septiques. — Inflammatoire elle-même, elle n'implique pas même la nature inflammatoire de la lésion des plaques, pas plus que le bubon n'implique la nature inflammatoire du chancre. A plus forte raison ne saurait-elle imposer la nature inflammatoire à une maladie dont elle n'est que l'effet secondaire.

M. Bouillaud (p. 69) dit avoir souvent trouvé la muqueuse intestinale enflammée. MM. Louis, Chomel, les auteurs du *Compendium*, ont le plus souvent trouvé la muqueuse saine autour des plaques altérées. Quand on trouve la muqueuse rouge, c'est surtout vers la dernière portion de l'intestin grêle, ce que M. Chomel (p. 245) attribue à la situation déclive. — Le ramollissement, quand il existe, ne paraît pas à M. Louis de nature inflammatoire (p. 169); le *Compendium* l'attribue à l'imbibition des liquides et à la stase cadavérique. Pour lui, l'inflammation est accidentelle, très-rare et consécutive à la lésion des plaques de Peyer.

M. Louis n'a trouvé que dans un cinquième des cas la muqueuse de l'estomac notablement altérée. Encore se montre-t-il peu disposé, dans ces cas exceptionnels, à considérer la lésion comme inflammatoire. Il en est de même du *Compendium*.

La rate, si souvent altérée dans la fièvre typhoïde ; le foie, qu'on trouve moins souvent altéré, présentent absolument les mêmes caractères qu'on leur retrouve dans les fièvres pernicieuses, le typhus épidémique, l'infection purulente, le scorbut, la peste, là fièvre jaune, toutes maladies qu'on ne rattache plus aujourd'hui à l'inflammation, mais aux altérations des liquides.

Le pancréas est très-rarement altéré. Louis n'a vu qu'une fois l'altération du rein (p. 283). Les auteurs du *Compendium* l'ont notée une fois sur trente. M. Rayer (t. 2, p. 22, *Maladies des reins*) dit qu'il ne connaît pas d'affection générale qui détermine plus fréquemment l'inflammation des reins. Le *Compendium* fait remarquer qu'on ne peut admettre d'inflammation que lorsqu'il existe des points purulents dans le rein, et que, tout en admettant ceci comme complication, on trouve bien plus souvent les reins congestionnés, comme le sont les autres viscères.

Dans le cerveau et ses enveloppes, pas d'altération constante. Très-souvent l'état normal, quelquefois des symptômes de méningite qui ne peut, vu sa rareté, être regardée que comme une complication. D'autres fois, un piqueté du cerveau qui se montre dans les cas les plus divers, ou bien un ramollissement cadavérique. — M. Louis regarde ces altérations comme accessoires, secondaires (*loc. cit.*, p. 363). — Pas d'altérations constantes du cervelet, de la protubérance de la moelle épinière.

Les lésions des bronches et des poumons ont été plus spécialement étudiées par les auteurs du *Compendium* et par M. Bazin (*Recherches sur les lésions du poumon considérées dans les fièvres dites essentielles*). Ils sont d'accord pour les considérer comme dues à une congestion sanguine toute différente de celle qui appartient à la pneumonie. Les véritables pneumonies inflammatoires, les pleurésies avec épanchement, sont regardées comme des complications.

Le cœur est le plus souvent normal (Andral, p. 563). La coloration rouge de l'endocarde est due à l'imbibition des liquides (Louis, p. 296; Chomel, p. 278), et non à l'inflammation. Louis regarde le ramollissement du cœur comme de même nature que celui du foie, de la rate.

Nous pensons avoir répondu victorieusement aux raisons alléguées par Broussais en faveur de la théorie de l'inflammation; à l'encontre de ce qu'avançait le chef de l'école physiologique, ni les symptômes, ni les lésions anatomiques ne se rapportent à une maladie inflammatoire. Nous allons continuer cette réfutation, qui est loin d'être complète, en examinant les raisons, plus fondées peut-être, que donnent MM. Bouillaud et Forget à l'appui de la même opinion. Mais nous tenons à établir que, si la fièvre typhoïde ne présente pas, dans sa marche ordinaire, de symptômes inflammatoires, elle est sujette à offrir accidentellement et comme *complications* un certain nombre de maladies inflammatoires. Nous avons déjà signalé la néphrite, l'entérite, la pneumonie ; ajoutons-y : l'otite, la colite, les abcès simples et de la fosse iliaque, la méningo-encéphalite, et surtout la péritonite, la plus redoutable de toutes, qui est le plus souvent la suite d'une perforation intestinale, mais qui peut aussi être spontanée, comme l'a prouvé le travail de M. Thirial (*Union médicale,* 1853, nᵒˢ 83, 84, 85). — On conçoit qu'il ne peut entrer dans notre plan de nous étendre sur ces complications qu'il nous suffit d'avoir signalées.

De Broussais à M. Bouillaud, les temps ont marché. Si M. Bouillaud fait de l'inflammation la condition essentielle de la fièvre typhoïde, du moins en place-t-il le siége dans les altérations des plaques de Peyer, que Broussais trouvait plus commode de nier. C'est donc l'inflammation des plaques de Peyer qui est, dans cette théorie nouvelle, la condition *sine quâ non* de la fièvre typhoïde. — Voyons si nous serons d'accord avec elle sur la nature de la lésion intestinale.

M. Louis croit à la nature inflammatoire de la lésion des plaques. — M. Chomel y croit aussi (p. 525), mais la regarde comme secondaire et disséminée dans une foule de points ; néanmoins (p. 538), il est plus disposé à placer l'origine de la maladie dans les liquides que dans les solides. — M. Andral, qui regardait d'abord (t. 1, p. 525) la fièvre typhoïde comme une entérite folliculeuse, est revenu de cette opinion, comme nous le verrons en examinant la théorie qui attribue la fièvre typhoïde à une altération du sang.

Après avoir cité les opinions des auteurs que nous venons de nommer, nous allons mentionner les raisons qui permettent de mettre en doute la nature inflammatoire de la lésion intestinale.

Il est vrai que les plaques de Peyer sont rouges, tuméfiées, ramollies, puis ulcérées ; mais il n'est pas que l'inflammation qui puisse produire des lésions de ce genre. D'ailleurs, il est reconnu que ces lésions sont consécutives au dépôt dans la plaque d'une matière nouvelle. Vogel pense que cette matière est de la fibrine ; sa séparation aurait lieu par ramollissement, ulcération, comme celle du tubercule, du cancer, ou mieux encore d'une eschare (*Anatom. pathol. gén.*, p. 248). Lebert (*Physiologie pathologique*, t., 1, p. 215), examinant les plaques ulcérées, n'y a pas trouvé les éléments du pus, ce qui indiquerait bien que la lésion n'est pas inflammatoire. M. Andral, dans des recherches récentes (*Hémathologie*, p. 62), s'est assuré que les plaques de la fièvre typhoïde ne s'accompagnent pas d'augmentation de la fibrine du sang, ce qui arrive pour les plus légères inflammations. Nous savons au contraire que, dans cette maladie, la fibrine tend à diminuer. Rappelons enfin que, dans toutes les lésions viscérales que nous avons passées en revue plus haut, nous avons trouvé, non pas les caractères de l'inflammation, mais ceux d'une congestion passive, partout la même, coïncidant avec des altérations du sang qui démontrent *à priori* la nécessité d'une cause générale. Nous aurons d'ailleurs à le prouver directement.

Après avoir exposé les raisons que nous ont fournies ces divers auteurs contre la nature inflammatoire de la lésion intestinale, nous avouerons que, quoique les trouvant excellentes, nous n'osons pas, en face d'illustres adversaires, donner une solution positive à la question. Nous nous bornerons à exposer les raisons qui, même en supposant la lésion intestinale inflammatoire, ce que nous ne croyons pas, empêcheraient encore de regarder la fièvre typhoïde comme une maladie inflammatoire.

Supposons donc la lésion intestinale inflammatoire. Il n'en est pas moins vrai que, dans la plupart des cas, toujours même d'après Trousseau (*Clinique*, t. 1, p. 141), elle est postérieure, dans son développement, aux manifestations symptomatiques de la fièvre. Tous les auteurs sont d'accord sur ce point. — M. Bouillaud seul (*Nosographie*, p. 120) veut que la première période de la maladie soit marquée par la réaction de l'intestin sur les systèmes sanguin et nerveux, ce qui produit *la fièvre inflammatoire*. — Tous les auteurs sont unanimes pour réfuter cette opinion. Pinel (*Nosographie*), Petit et Serres (ouv. cité), Pringle (*Malad. des armées*), Lepecq de la Clôture (*Épidém.*), reconnaissent que le symptôme qui se prononce, dès le début, est la stupeur, l'adynamie. Bricheteau (*Gazette médico-chirurgicale*, 1846, n° 23) émet la même opinion. — Graves, de Dublin, que M. Trousseau a appelé le plus éminent clinicien de notre époque, s'exprime ainsi (t. 1, p. 191) : « Il en est de la fréquence du pouls comme de la chaleur de la peau, comme de la débilité elle-même.... qui ne sont en aucune façon les résultats de l'inflammation. » Et plus loin : « Dans toutes les maladies qui sont caractérisées par une perturbation profonde du système nerveux, le pouls ne fournit que des données illusoires. » Enfin. M. Jacquot (*Recherches sur quelques points de l'histoire de la fièvre typhoïde*, p. 6) a prouvé « que l'agent qui produit la fièvre exerce son action sur le système nerveux, avant l'apparition d'aucune lésion locale. » M. Hérard (*Gaz. des Hôpit.*, 1861, p. 286) se prononce d'une manière absolue contre la nature inflammatoire de la fièvre ty-phoïde.

Et l'on voudrait que la fièvre fût symptomatique d'une lésion qui n'apparaît qu'après elle, qui même peut manquer, comme nous l'avons indiqué en étudiant sa fréquence? Autant vaudrait dire, comme le fait très-bien remarquer M. Trousseau (t. 1, p. 141), que les éruptions varioleuses, morbilleuses, scarlati-neuses, sont la cause de la fièvre qui les précède.

D'autre part, comment l'inflammation donnerait-elle raison de ces cas de mort dans lesquels on n'a trouvé que quatre ou cinq plaques de Peyer hypertrophiées, pas même ulcérées (Louis, observat. 27 et 28)? Tandis que, si on regarde l'éruption intes-tinale comme secondaire, on explique la mort comme dans les cas de variole, rougeole ou scarlatine à éruption minime.

Mais, dit-on, la lésion des plaques existe toujours. S'ensuit-il, comme le fait très-bien remarquer M. Genest (*Gazette médicale*, 1842, p. 142), qu'elle soit la cause de la maladie? L'hypertrophie de la rate est-elle la cause des fièvres intermittentes? D'ailleurs, pour qu'elle pût dominer la maladie, il ne suffirait pas qu'elle fût constante; il faudrait encore que les symptômes de la maladie et les autres lésions cadavériques fussent de même nature qu'elle. Nous avons prouvé plus haut que toutes les lésions anatomiques, l'adénite mésentérique exceptée, sont dues à une congestion passive et non à l'inflammation; que la plupart des symptômes ordinaires de la maladie, même les symptômes abdominaux, ne présentent rien d'inflammatoire. Ajoutons que les symptômes les plus graves, la stupeur, l'adynamie, l'altération du sang, ne proviennent pas de l'intestin; qu'au contraire, dans la forme dite *abdominale,* où les symptômes abdominaux dominent, la stu-peur et l'adynamie ne se montrent d'une manière tranchée qu'à la fin de la maladie si celle-ci a une terminaison fatale, et sont à peine marquées si elle guérit : preuve nouvelle que la lésion intestinale n'est pas le point de départ des symptômes généraux. — Ne voyons-nous pas d'ailleurs M. Trousseau nous dire (*Clinique*, t. 1, p. 141) que la gravité des symptômes généraux n'est pas en rapport avec l'intensité de l'éruption; et ailleurs (p. 161), que la diarrhée elle-même n'est pas en rapport avec l'étendue ou l'intensité des altérations intestinales? — Concluons donc que, la lésion intestinale fût-elle inflammatoire, ce qui est loin d'être prouvé, il ne s'ensuit pas que la fièvre typhoïde soit une maladie inflammatoire. Cette conclusion, que les preuves que nous avons énoncées nous paraissent rendre inattaquable, met à néant les théories de Forget et de M. Bouillaud.

Est-ce à dire qu'il ne faille tenir aucun compte de la lésion intestinale? Loin de nous cette pensée. Elle tient, comme manifestation locale, une grande place dans la maladie (Trousseau, p. 141). Trois fois sur cinq, en effet (Louis, p. 383), l'intestin grêle est assez altéré pour qu'on puisse lui attribuer la mort. D'ailleurs, la lésion intestinale est le point de départ le plus ordinaire de cette complication la plus terrible de toutes, la péritonite par perforation, contre laquelle nous possédons si peu de ressources efficaces. — N'est-ce pas elle, en outre, qui, par sa présence constante, a servi de meilleur argument pour constituer, avec les fièvres de Pinel, ce qu'on appelle aujourd'hui la fièvre typhoïde? Si bien que M. Louis a pu dire (ouv. cité) que « les fièvres continues, quelle que soit leur forme, constituent toutes une seule et unique affection, qu'on distingue sous le nom d'affection ou de fièvre typhoïde.

Nous ne pouvons quitter ce sujet sans examiner un dernier argument qu'on pourrait invoquer en faveur de la théorie de l'inflammation. Ce sont ces cas où on observe, au début de la maladie, une fièvre intense, la chaleur de la peau, la rougeur du visage, des bouffées de chaleur, des tintements d'oreille, de la céphalalgie. Ce sont eux qui constituent ce qu'on appelle *la forme inflammatoire,* et qu'on aurait mieux nommée *pléthorique.* Elle est due, en effet, à une excitation vasculaire, et non à l'inflammation. Elle se montre chez des sujets à tempérament sanguin, jeunes, plutôt en hiver, toutes causes qui favorisent la pléthore (Chomel, p. 341); elle s'accompagne de l'augmentation non de la fibrine, mais des globules (Andral et Gavarret). C'est tellement une simple forme de la maladie due à un élément morbide qui existait antérieurement chez le sujet, qu'au bout d'un septénaire, alors que la pléthore a cédé sous l'influence des épistaxis, de la diarrhée, de la diète, les symptômes adynamiques et ataxiques reparaissent (Chomel, p. 142), et on retrouve la véritable fièvre typhoïde avec ses symptômes qui ne sont rien moins qu'inflammatoires. Il n'y a donc ici qu'une forme, une prédominance symptomatique rare (13 fois sur 42 d'après Chomel, plus rarement d'après le *Compendium*), qui ne change en rien le fond de la maladie.

Nous croyons avoir réfuté dans tous leurs arguments les partisans de la théorie inflammatoire. Nous leur opposons, en finissant, deux arguments : 1° La fièvre typhoïde est, au moins dans un certain nombre de cas, contagieuse, ce qui la différencie des maladies inflammatoires. 2° A moins d'indications précises et très-rares, le traitement antiphlogistique a, quoi qu'en dise M. Bouillaud, les résultats les plus funestes. Lui-même, d'ailleurs, a renoncé aux émissions sanguines toutes les fois que les phénomènes typhoïdes prédominent sur les inflammatoires (*Nosographie*, p. 144; *Clinique médicale*, p. 134). Nous ne faisons qu'indiquer ici ces deux ordres de considérations sur lesquelles nous aurons à revenir longuement à propos du traitement et du caractère de la fièvre typhoïde.

Nous venons de discuter longuement la théorie de l'inflammation qui localise la maladie et l'attribue tout entière à une altération des solides. — Nous allons maintenant dire un mot d'une opinion émise par Bordeu, et que nous n'osons pas élever à la hauteur d'une théorie, parce qu'elle ne nous paraît être qu'une simple affirmation des symptômes observés, sans donner en aucune façon une explication quelconque de la nature et du mode de production de ces symptômes.

2° *La fièvre typhoïde est un ensemble de lésions organo-pathologiques.* — « La fièvre typhoïde, dit Bordeu, est un dérangement composé de celui de la plus grande partie des organes. » (*Œuvres complètes*, p. 359.) Pour prouver son dire, Bordeu passe en revue les symptômes de la maladie, les altérations soit des solides, soit des liquides, et n'a pas de peine à prouver que tous les groupes d'organes de l'économie sont atteints en même temps. — Nous le répétons, cette sorte de théorie qui fait consister la maladie en un ensemble de localisations non reliées

2

entre elles, et que nous avons placée pour cela à côté de la théorie localisatrice par excellence, nous paraît une simple affirmation de faits évidents pour tous ceux qui regardent; en ce sens, elle n'offre rien que nous ayons à repousser, et nous retrouverons tous les éléments qu'elle indique dans la théorie que nous adoptons et qui proclame l'essentialité de la fièvre typhoïde. Seulement, après avoir réuni tout ce qui aurait dû le conduire à proclamer la nature essentielle de la maladie, Bordeu s'arrête là, et, au lieu de faire un tout, il se borne à établir l'existence à part des diverses parties qui auraient dû le composer. Cela s'appelle tourner la difficulté, mais non pas la résoudre.

M. Piorry (*Médecine pratique*, t. 4, p. 268) a dernièrement reproduit cette théorie. Il distingue les symptômes dus à l'altération septique du sang et ceux dus aux lésions des solides et surtout de l'intestin. On voit que, à part l'inflammation dont M. Piorry ne parle pas, cela se rapproche assez de la fièvre typhoïde de M. Bouillaud, au moins comme groupement de symptômes. Cette prétendue théorie de Bordeu et de M. Piorry nous paraît avoir cet avantage de conduire à une thérapeutique d'indications que nous regardons comme seule possible dans la fièvre typhoïde.

Pour en finir avec les théories qui considèrent comme cause de la fièvre typhoïde une altération des solides, nous avons à parler de l'opinion des auteurs qui croient à une altération primitive du système nerveux et en font dériver toute la maladie.

3e théorie : *La fièvre typhoïde est due à une altération primitive du système nerveux.* — « Ceux qui, dans l'examen des causes des maladies graves, dit Bordeu, ne s'attachent qu'à considérer l'état du cerveau, trouvent ici de quoi appuyer leur opinion. » (*Œuvres complètes*, t. 1, p. 359.) Tout le monde est d'accord pour reconnaître la vérité de cette phrase de Bordeu. On sait que, de toutes les formes qu'affecte la fièvre typhoïde, la forme mixte, qu'on a appelée ataxo-adynamique, est la plus fréquente. — Nous l'avons déjà dit, c'est le système nerveux qui est primitivement atteint. Avant toute autre chose, on observe la stupeur, la débilité musculaire, le trouble des sens à des degrés variables, la courbature, le brisement des membres, les épistaxis, etc., etc. (Louis, Chomel, p. 5; Jacquot, *Recherches sur quelques points, etc.*, p. 6, et *Recherches pour servir, etc.*, p. 100). Aussi la stupeur, l'adynamie peuvent-elles très-bien parvenir à faire connaître le début de la maladie et sont-elles le point important pour le déterminer.. Suivant que les troubles que nous venons d'indiquer consistent dans la diminution.ou l'accroissement des fonctions nerveuses, on a affaire aux *formes adynamique* ou *ataxique*. Dans cette dernière, ce qui domine, c'est le délire, l'agitation, les mouvements convulsifs, les soubresauts de tendons, etc., etc. Le, plus souvent, ces symptômes, mêlés aux symptômes adynamiques, constituent la forme mixte dont nous parlions plus haut. Or, quand on lit la description de ces formes, que nous n'avons pas à présenter ici, on peut se convaincre que ce n'est pas seulement l'innervation, mais aussi la circulation, la calorification, qui sont atteintes profondément. D'ailleurs, les signes directs d'altération du sang (pétéchies, ecchymoses, gangrènes, épistaxis surtout) prouvent, dès le début, en se mêlant aux symptômes nerveux, que les fonctions d'innervation ne sont pas seules atteintes. N'est-ce pas aussi de l'état de la circulation (lenteur du pouls), en même temps que de la diminution des symptômes nerveux, qu'on tire un des principaux signes de la convalescence? En présence de ces faits, nous ne nous sentons pas autorisé à admettre une lésion primitive du système nerveux, pour ne faire des altérations des liquides, et surtout du sang, qu'une lésion consécutive. Ce serait faire une hypothèse qui ne s'appuierait même pas sur des altérations matérielles du cerveau, de la moelle ou des nerfs, puisque nous avons vu plus haut qu'il n'en existe pas le plus souvent. Concluons donc que la lésion du système nerveux dans la fièvre typhoïde, tout en étant un des éléments essentiels de la maladie, ne saurait en être regardée comme la cause productrice.

Théories humorales.

Nous arrivons aux théories qui placent dans certaines altérations des liquides la cause unique de la fièvre typhoïde.

4ᵉ théorie : *La fièvre typhoïde est due à la pénétration de la bile dans le sang.* — C'est d'abord Stoll, qui considère la fièvre maligne comme le résultat de l'irritation produite sur l'intestin par l'accumulation de la saburre et de la bile et leur pénétration dans le sang (*Médecine pratique*). M. Delarroque (*Mémoire sur la fièvre typhoïde*, p. 106) soutient la même théorie. Pour lui, la fièvre tvphoïde a son point de départ dans l'intestin ; les symptômes primitifs sont dus à un état saburral des premières voies, à la présence d'une « bile acrimonieuse qui altère la muqueuse intestinale dans des lieux non protégés par les mucosités, et surtout là où elle repose le plus longtemps ; en passant dans la circulation, avec ou sans le détritus des plaies qu'elle occasionne dans l'intestin, elle va déterminer les plus grands désordres dans les appareils organiques, désordres en rapport avec la quantité des matières putrides résorbées. » M. Bazin (ouvrage cité), Piédagnel (mémoire présenté à l'Académie de Médecine en mars 1835), Beau (*De l'emploi des évacuants dans la fièvre typhoïde,* Th. Paris, 1836, n° 263), Videcoq (*Observations et réflexions sur l'emploi des purgatifs,* Th. Paris, 1835, n° 76), ont soutenu cette théorie. Les faits anatomiques qui l'appuient sont bien rares. — Seuls les auteurs du *Compendium* parlent de deux cas qui leur ont offert les lésions de la pyohémie. Plus loin, ils disent avoir trouvé trois fois des abcès métastatiques dans les poumons. — L'examen direct des vaisseaux et des nerfs des intestins a été peu fait. M. Ribes a trouvé quelquefois les plexus solaires et les faisceaux qui en partent un peu rouges, et les branches de la veine-porte ventrale, quelquefois même de la veine-porte hépatique, rouges et enflammées (*Mémoire d'anatomie et de physiologie,* p. 72). M. Bouillaud est arrivé aux mêmes résultats (*Nosograph.,* p. 106). — Les lymphatiques qui se rendent aux ganglions mésentériques n'ont pas été explorés (Bouillaud, *ibidem*). Il est un certain nombre de symptômes, les symptômes putrides, dont cette théorie explique assez bien le développement ; par exemple, les fuliginosités, l'odeur de l'air expiré, l'altération du sang, les hémorrhagies, les pétéchies, le ramollissement des viscères. Ces symptômes, dit M. Delarroque, sont identiques à ceux qui se produisent quand on injecte des matières putrides dans l'intestin. Il appuie sa théorie des expériences de Gaspard sur l'action des matières septiques. — Enfin, l'efficacité des purgatifs dans le traitement est pour lui une dernière preuve de la nature de la maladie.

M. Andral a dit que la théorie de Stoll est au moins très-contestable (*Rapport sur le traitement de la fièvre typhoïde par les purgatifs,* Académie de Médecine, mai 1837). M. Hérard (*Gaz. Hôp.,* 1861) la repousse aussi complètement. Voyons maintenant les objections directes :

1° Les premiers symptômes de la maladie ne sont pas des

troubles intestinaux, mais des troubles nerveux. — Nous avons déjà cité les auteurs à ce sujet. Je sais bien qu'on nous objectera les fièvres typhoïdes qu'on a appelées *à forme muqueuse, bilieuse;* cette dernière même est contestée et regardée comme une complication (Dauton, *Symptômes de l'affection typhoïde à forme bilieuse,* Th. de Paris, 1842, nº 267). Sans nier que les symptômes abdominaux puissent paraître *quelquefois* les premiers, on doit le regarder comme une véritable exception, si on efface de la fièvre typhoïde, à laquelle ils n'appartiennent pas, ces cas d'embarras gastriques, de fièvres bilieuses, d'états typhoïdes qu'on place là faute de savoir où les mettre. — De plus, les légers symptômes gastriques qui se déclarent chez les nouveaux arrivés dans les grandes villes, n'agissent-ils pas plutôt comme cause prédisposante que comme prodromes de la fièvre typhoïde? et faut-il pour cela lui imposer la forme muqueuse? — N'avons-nous pas vu que 73 fois sur 112 (Chomel, p. 5) l'adynamie apparaît le premier jour? — Enfin, ne savons-nous pas que les véritables fièvres typhoïdes caractérisées présentent peu de symptômes abdominaux et de nombreux symptômes ataxoadynamiques? Si nous ajoutons que ces fièvres à prédominance abdominale ne se montrent que sous l'influence de l'humidité et de certaines conditions épidémiques, nous aurons achevé de justifier ce que nous disions plus haut de leur caractère exceptionnel.

2º On devrait prouver que l'intestin renferme un amas de bile ou de cette matière nommée *saburre,* dont on aurait aussi à déterminer la nature.

3º En supposant réel un amas de matière ou une sécrétion insolite, il faudrait prouver que la bile est acrimonieuse. Mais il faudrait aussi, ce qui n'est pas, qu'on connût les altérations de ce liquide.

4º Si on nous dit que la seule augmentation de quantité de la bile suffit pour produire l'irritation de l'intestin et la résorption qui en est la suite, nous citerons les cas de fièvres bilieuses ou de maladies qui s'accompagnent de rétention des selles, sans qu'il y ait pour cela des symptômes de fièvre typhoïde.

5º Les fèces et la bile peuvent exercer une action nuisible sur les plaques altérées ; mais c'est là un fait tout local. S'il y a altération des sécrétions intestinales, il faut considérer cela comme l'effet de la fièvre typhoïde, qui modifie aussi tous les autres appareils, et non comme la cause de la maladie. Il n'y a, à notre point de vue, de bon à tirer de cette théorie que le traitement de M. Delarroque auquel elle a donné lieu, et que nous aurons à apprécier plus tard. Concluons en disant, avec M. Andral, que « cette théorie n'est qu'une manière hasardée et hypothétique de se rendre compte d'un certain ordre de faits. (Rapport déjà cité.)

5e théorie : *Altération primitive du sang.* — Une seconde théorie humorale fait de l'altération primitive du sang la cause unique de la fièvre typhoïde. Que le sang soit altéré dans la fièvre typhoïde, tout le prouve d'une manière évidente ; d'abord l'analyse directe dont nous avons eu déjà l'occasion de signaler les principaux résultats, puis un grand nombre de symptômes de la maladie. Nous ne citerons ici que les principaux : les hémorrhagies, les ramollissements des tissus, les gangrènes, les symptômes pectoraux, l'adynamie, les enduits, la couleur cyanosée, etc. L'altération du sang n'est pas douteuse ; mais il nous importe maintenant de savoir si on doit la regarder comme la cause de la maladie, ou comme étant elle-même produite par une cause antérieure qui a agi sur l'économie.

Écoutons M. Andral (*Hématologie*, p. 67). Il nous faut le citer un peu longuement : « Puisque la diminution de la fibrine n'existe nécessairement dans aucune pyrexie, il est bien clair *que ce n'est pas dans cette altération du sang qu'il faut placer le point de départ de cet ordre de maladies.* Ce qui me semble incontestable, c'est que la cause spécifique qui leur donne naissance agit sur le sang de telle façon, qu'elle tend à y détruire la matière spontanément coagulable, tandis que la cause qui fait les vraies phlegmasies tend, au contraire, à créer dans le sang une nouvelle quantité de cette matière. Si cette cause agit avec peu d'énergie, ou si l'économie lui résiste, la destruction de la fibrine ne s'accomplit pas ; si, au contraire, la cause continue à agir avec toute son intensité, et que les forces de l'organisme soient en défaut, la destruction de la fibrine commencera, soit dès le début même de la maladie, ce qui est fort rare, soit un certain temps après qu'elle a pris naissance. Tout cela s'applique également et à la fièvre typhoïde et aux fièvres éruptives. Il y a pour moi, dans tous ces cas, une véritable intoxication ; si elle est légère, son effet sur le sang doit exister toujours, mais il n'est pas appréciable ; si l'intoxication est plus forte, l'effet qu'elle a produit sur le sang devient sensible, et il se marque, dans ce liquide, par la diminution de la fibrine. Lors donc que l'on constate, dans certaines formes de fièvres typhoïdes ou de scarlatines, l'altération du sang qui consiste dans une tendance à la destruction de sa matière spontanément coagulable, on n'atteint pas plus à la véritable cause de la maladie qu'on ne l'atteint en étudiant les altérations dont les membranes tégumentaires sont alors le siége. Mais, de même qu'une fois produites, ces altérations de la muqueuse ou de la peau ont leur part dans la production des symptômes, de même l'altération toute spéciale du sang qui peut survenir alors joue également son rôle. »

Nous demandons pardon de cette longue citation; mais nous avions à cœur d'en appeler de M. Andral de la *Clinique médicale,* qui admettait la nature inflammatoire de la fièvre typhoïde (Voy. plus haut), à M. Andral de l'*Hématologie.* Un tel auxiliaire est trop précieux pour qu'on ne le montre pas rangé sous la bannière que l'on défend. Ainsi donc, l'altération du sang n'est pas la cause de la fièvre typhoïde, puisqu'elle existe rarement au début; mais elle est un des principaux éléments de la maladie. — Nous répétons pour elle ce que nous disions plus haut pour l'altération du système nerveux. D'ailleurs, Bordeu, qui ne connaissait pas les recherches de chimie pathologique, signalait déjà avec une remarquable exactitude et rapportait à leur véritable cause les symptômes dus à l'altération du sang. (*Œuvres complètes,* p. 360.)

Quant à l'époque précise et à la cause de l'altération du sang, on ne peut les déterminer. Elle est antérieure à l'altération des matières de l'intestin et des autres humeurs; nous l'avons prouvé surabondamment. On peut certainement admettre une intoxication par un agent miasmatique, ou de tout autre nature, dont l'introduction dans le sang produit les premiers symptômes généraux. Mais on ne peut isoler ce miasme; assigner cette cause première à la maladie, c'est émettre une assertion qu'on ne peut étayer de preuves. Mieux vaut s'en tenir à ce que l'on sait : « C'est que le sang et le système nerveux sont affectés à peu près en même temps; que, *peut-être,* le sang est modifié avant le système nerveux, et que c'est en vertu de cette altération que le mal affecte presque en même temps tous les appareils. » Nous nous en tenons à notre épigraphe, et nous ajoutons avec l'auteur à qui nous l'avons empruntée : « Cette maladie a beaucoup d'analogie avec les fièvres pestilentielles, les divers typhus, la suette et même la grippe épidémique, maladies générales dont le siége précis ne peut être assigné. » (Article cité, p. 183.)

On le voit, nous regardons la fièvre typhoïde comme une maladie essentielle. C'est là le résultat auquel nous devrions arriver, quand même nous ne ferions qu'un raisonnement par exclusion. — Après avoir, en effet, examiné et discuté toutes les théories qui regardent la fièvre typhoïde comme résultant d'une altération localisée dans un organe ou dans un système, nous sommes parvenus à démêler les éléments principaux de la maladie : l'altération du sang, du système nerveux, la lésion intestinale ; mais aucun de ces éléments ne nous a livré la véritable cause. Nous devons donc conclure, par exclusion, que la fièvre typhoïde n'est pas due à une altération primitivement locale. Nous allons, d'ailleurs, chercher à établir cette opinion sur des preuves directes.

Nature essentielle de la fièvre typhoïde.

6ᵉ théorie : *La fièvre typhoïde est une fièvre essentielle à détermination morbide spéciale affectant la muqueuse intestinale.*

Disons tout de suite que quelques médecins ont voulu attribuer à l'éruption de taches rosées, lenticulaires, qui se fait sur la peau, une importance égale sinon supérieure à celle de l'éruption intestinale. Sans vouloir, en quoi que ce soit, nier la valeur que présentent les taches rosées lenticulaires, nous ferons remarquer que, même à Paris, où on les observe le plus souvent, elles manquent un assez grand nombre de fois (16 fois sur 70 cas : Chomel, p. 19) ; qu'au dire de M. Trousseau (*Clinique*, t. 1, p. 138), elles ont manqué complètement, en Touraine, dans certaines épidémies. On ne saurait donc leur attribuer la même valeur qu'à l'éruption *constante de l'intestin.*

Cette éruption est un des arguments principaux qui a servi à Bretonneau pour rapprocher la fièvre typhoïde des fièvres éruptives. C'est cet auteur, nous l'avons déjà dit à l'Anatomie pathologique, qui a essayé de démontrer que l'éruption intestinale parcourait, comme l'exanthème varioleux, des périodes parfaitement déterminées. Sans que cela soit absolument vrai, puisque Chomel, Louis, Boudet, dans des cas cités plus haut, ont trouvé des exceptions à cette règle, puisque M. Trousseau lui-même, l'auteur du mémoire sur ce sujet, admet certaines variations (*Clinique,*

p. 140), on ne peut nier que l'éruption intestinale n'ait, d'une manière générale, des périodes déterminées, ce qui la rapproche des exanthèmes cutanés.

Ici, arrêtons-nous un instant pour répondre à ceux qui nous demanderont si l'éruption intestinale, étant constante, ne serait pas la cause de la maladie. Nous n'avons qu'à les renvoyer aux raisons que nous avons longuement développées, avec preuves à l'appui, à propos de la théorie de l'inflammation, et dont nous ne ferons que mentionner ici les principales, pour éviter des redites inutiles.

L'éruption intestinale ne peut être la cause de la fièvre typhoïde, parce qu'elle n'apparaît qu'au cinquième jour ; qu'elle peut être très-légère, et même manquer complètement dans quelques cas très-exceptionnels ; qu'il est des cas où, par son peu d'intensité, elle ne pouvait, d'aucune manière, rendre compte de la mort qui était arrivée ; parce que la maladie débute par des troubles nerveux dans la très-grande majorité des cas ; parce que, dans tout le cours de la maladie, la gravité des symptômes généraux n'est pas en rapport avec l'intensité de l'éruption intestinale. — Remarquons que toutes ces causes, qui empêchent de regarder la maladie comme produite par la lésion intestinale, lui constituent, au contraire, presque autant de points d'analogie avec les fièvres éruptives dont nous allons maintenant la rapprocher. — La disproportion entre les symptômes généraux et l'intensité de l'éruption est la seule de ces conditions qui (Trousseau, p. 141) différencierait la fièvre typhoïde des autres fièvres éruptives. Encore beaucoup d'auteurs sont-ils loin d'admettre que la scarlatine, la rougeole, la variole sont d'autant plus graves que l'éruption est plus intense.

Si nous ajoutons à cette première différence, signalée par un seul auteur, entre la fièvre typhoïde et les fièvres éruptives, celle indiquée plus haut, que les diverses périodes de l'éruption ne présentent pas, *dans quelques cas exceptionnels,* la régularité signalée par Bretonneau, et que sa durée totale (Louis, t. 3, p. 510) n'est pas régulière comme dans les autres fièvres éruptives, nous aurons reproduit les seules objections, bien minimes, on en conviendra, qu'aient faites les auteurs à la théorie qui assimile la fièvre typhoïde aux fièvres éruptives.

Nous allons maintenant indiquer leurs analogies ; nous verrons combien elles sont nombreuses et convaincantes.

L'assimilation entre la lésion intestinale de la fièvre typhoïde et l'éruption varioleuse avait été établie par Willis, Lecat, MM. Petit et Serres. Mais M. Bretonneau, le premier (mémoire déjà cité), établit que la fièvre typhoïde n'est qu'une fièvre éruptive de l'intestin, doctrine reprise plus tard par ses élèves MM. Trousseau, Leuret (Dothiénentérie observée à Nancy, *Archives*, t. 18, p. 161), Gendron (Dothiénentérie observée aux environs du château du Loir, *Archives*, t. 20, p. 185).

La fièvre typhoïde se rapproche, en effet, des autres fièvres éruptives, parce que :

1º Elle sévit de préférence à une certaine période de la vie, et devient très-rare en deçà et au delà ;

2º Elle ne récidive pas (nous donnons ici l'opinion générale ; nous la discuterons à l'article Étiologie) ; peu de personnes y échappent.

3º Si elle n'est pas toujours contagieuse, elle l'est évidemment dans un grand nombre de cas. (Voir Étiologie) ;

4º Elle offre une éruption spéciale à l'intestin, qui se différencie de toute autre lésion, et est au moins aussi constante que l'est l'éruption dans les autres fièvres éruptives. Cette éruption a une marche souvent régulière, une circonscription exacte et toujours la même, tout autant de caractères qui la rapprochent des exanthèmes des fièvres éruptives et de la variole en particulier ;

5º Les symptômes indiquent une perturbation primitive du système nerveux. Comme dans les grandes pyrexies, il y a une période d'invasion marquée par des troubles du système nerveux ou circulatoire sans rapport possible avec une altération intestinale qui n'existe pas encore ou est à peine marquée. Ces troubles augmentent d'intensité à mesure que la maladie marche. — Des symptômes aussi graves et aussi généralisés ne paraissent pouvoir résulter que d'une altération générale. D'ailleurs, si on recherche, comme nous l'avons fait, la cause précise locale de la maladie, on ne la trouve nulle part. C'est donc bien une fièvre essentielle se rapprochant, pour toutes les causes déjà indiquées, des fièvres éruptives ordinaires. Si on ne peut dire la lésion qui se manifeste la première, on peut affirmer que le sang et le système nerveux, altérés dès le principe, sont la source des symptômes qu'on observe ; puis paraissent les symptômes abdominaux. De façon qu'on peut bien dire que la fièvre typhoïde est une maladie générale.

Pour bien caractériser, en finissant, la maladie que nous étudions, nous allons résumer les conclusions du professeur de pathologie de la Faculté de Paris, à l'opinion duquel nous nous rangeons complètement :

1° Maladie générale primitivement, procédant, comme les fièvres éruptives, d'une cause spécifique inconnue, et qui doit être regardée comme inséparable de la constitution physique de l'homme, se développant peut-être, comme elles, nécessairement une fois dans la vie.

2° Maladie à déterminations morbides nombreuses, la plus constante s'effectuant sur la muqueuse intestinale dans un lieu d'élection. Cette éruption, qui occupe un siége inverse de celle des fièvres éruptives, est, comme elle, d'intensité variable. Puis viennent l'exanthème cutané, nouveau point de rapprochement avec les fièvres éruptives ; la congestion de la muqueuse des voies aériennes ; les congestions sanguines des divers tissus et des parenchymes riches en vaisseaux.

3° La fièvre typhoïde emprunte à presque toutes les maladies quelque lésion ou quelque trouble dynamique. (Suit une longue énumération de symptômes, que nous ne reproduisons pas, mais d'où il résulte que la fièvre typhoïde est comme la représentation des principaux accidents du cadre nosologique : exanthèmes, hémorrhagies, altérations du sang, ramollissement, gangrène, névroses, mouvement fébrile continu, rémittent et intermittent.) C'est la synthèse de presque toutes les maladies.

4° Il résulte de là que le sang et le système nerveux sont le point de départ de toutes les lésions et de tous les symptômes de la fièvre typhoïde. Et la preuve, c'est que, dans toutes les maladies où le sang est mélangé de pus et de matières septiques, ou a perdu de sa fibrine, reparaissent les symptômes les plus constants de la fièvre typhoïde. Nous citerons, à ce sujet, des expériences très-curieuses de M. Giovanni Polli, publiées dans *lo Sperimentale di Firenze* (*Des maladies produites par un ferment morbifère, et de leur traitement*), desquelles il résulte qu'en injectant du pus, du sang putréfié, des matières morveuses dans les veines d'un assez grand nombre de chiens, il a produit des symptômes analogues à ceux des affections typhiques, et qui étaient suivis de mort, à moins que les chiens ne fussent très-forts et la dose de substances injectées très-petite. — D'autre part, en injectant les mêmes substances chez des chiens qui avaient préalablement pris, à hautes doses, des hyposulfites alcalins, on voyait les symptômes se modifier rapidement, et l'animal revenir à la santé. De là à l'administration des hyposulfites alcalins dans la fièvre typhoïde, par exemple, il n'y avait qu'un pas. M. Polli a commencé par s'assurer que l'homme en santé pouvait, sans inconvénients, ingérer une dose assez forte d'hyposulfites alcalins. Il a même administré sans inconvénients ces sels à trois malades atteints de fièvre typhoïde. Mais, de ce qu'ils ne nuisent pas, il ne s'ensuit pas qu'ils guérissent. — L'auteur nous promet un second travail dans lequel il résumera ses observations cliniques. — Nous regrettons que le temps fixé par la Société de Médecine de Bordeaux pour l'envoi des mémoires du concours nous empêche de lui signaler les applications pratiques auxquelles ont donné lieu les idées très-ingénieuses du Dr Polli. Mais nous n'avons pas encore vu qu'il ait mis sa promesse à exécution. — Il ne s'ensuit pas cependant, nous l'avons prouvé plus haut, que la défibrination du sang soit la seule et unique cause de ces symptômes. Ajoutons qu'on trouve des lésions communes dans des maladies qui procèdent d'intoxications bien différentes : fièvres intermittentes, morve, charbon, empoisonnement par matières septiques.

Les troubles nerveux ne s'expliquent pas non plus d'une façon suffisante par l'altération du sang, puisqu'on les retrouve dans l'intoxication saturnine, alcoolique, et autres maladies de causes et de nature bien différentes.

Si donc les altérations du sang et du système nerveux jouent, dans la fièvre typhoïde, le rôle principal, on ne peut dire absolument en quoi elles consistent. Mais on peut affirmer qu'elles tendent à exclure les phlegmasies qui se voient rarement et comme complications.

5° Il faut tenir compte, pour compléter l'idée qu'on se fait de la maladie, des éléments qui produisent les variations qu'on y observe, sans que le fond de la maladie se modifie. Ainsi, des conditions antérieures de pléthore ou de débilité chez le sujet atteint expliquent les formes inflammatoire ou ataxo-adynamique que prend la maladie, sans changer pour cela de nature. Puis vient l'influence des lieux, les conditions hygiéniques qui amènent la prédominance des hémorrhagies, de la gangrène, des ecchymoses, ou bien la prédominance catarrhale, bilieuse, vermineuse (Rœderer et Wagler, *De morbo mucoso*, considèrent les vers comme une des causes de la fièvre typhoïde). Enfin, quelle n'est pas, sur la physionomie de la maladie, l'influence des épidémies, de l'entassement des individus sains ou malades, de la contagion, de l'infection, toutes causes qui modifient la forme sans altérer le fond de la maladie, et que nous aurons à apprécier dans l'Étiologie !

Nous terminons la première partie de notre travail ; nous croyons avoir exposé l'état de la science à cet égard. Nous pensons aussi que la Compagnie considérera comme résolue, par tout ce qui précède, la question qu'elle a posée en ces termes : *La fièvre typhoïde est-elle primitivement une altération locale ou de tout l'organisme ?*

———

DEUXIÈME PARTIE.

CAUSES DE LA FIÈVRE TYPHOÏDE.

En tête des causes prédisposantes de la fièvre typhoïde, nous avons à examiner ce qui a rapport à l'âge ; nous placerons ici la réponse à cette demande que nous trouvons dans l'exposé de la question que nous traitons : Quelle influence la fièvre typhoïde reçoit-elle des âges ?

Et d'abord, cherchons à établir la fréquence de la maladie aux divers âges. M. Charcellay a publié une observation de dothiénentérie congéniale chez un nouveau-né mort au huitième jour de vie et au quinzième de la maladie, qui a été attestée par la lésion anatomique caractéristique. Une deuxième observation du même auteur concerne un enfant de quinze jours mort au huitième jour de la maladie (Notice sur la dothiénentérie chez l'enfant nouveau-né, *Archives génér.*, 3e série, t. 9). M. Manzini (Académie de Médecine) a trouvé la lésion caractéristique sur un enfant né à sept mois, et mort presque aussitôt après sa naissance. MM. Rilliet et Marc d'Espine ont vu la maladie à l'âge de sept mois (Rilliet et Barthez, ouvrage cité, p 403). M. Bricheteau (Académie de Médecine, 26 octobre 1841) a constaté la lésion et les symptômes sur un enfant de dix mois. M. Littré (article *Dothiénentérie* du *Diction. de Médecine*, p. 485) croit l'avoir observée chez un enfant de vingt-deux mois qui guérit. Abercrombie parle d'enfants de six et sept mois. MM. Rilliet et Barthez citent une observation chez un enfant de vingt-deux mois, et deux chez des enfants de deux ans (Nouvelles observations sur quelques points de l'histoire de l'affection typhoïde chez les enfants du premier âge, *Arch. générales*, 3ᵉ série, t. 9, p. 155). Valleix (*Médecin praticien*, t. 5, p. 469) dit avoir observé la maladie chez un enfant de trois mois et demi qui guérit, et chez un autre de vingt-trois mois qui succomba. — Après l'âge de deux ans, la maladie est plus fréquente. — Il résulte d'une statistique présentée par M. Barrier, et composée de 211 faits, parmi lesquels se trouvent ceux de MM. Taupin, Audiganne, Stœber, que la fièvre typhoïde, rare avant quatre ans (5 cas), augmente de fréquence avec l'âge de cinq à quatorze ans, en divisant cet intervalle en périodes de trois ans (Barrier, *Maladies de l'enfant*, t. 2, p. 257). Rilliet et Barthez (*loco citato*, p. 408) arrivent aux mêmes résultats. — MM. Louis et Chomel disent que la maladie est le plus fréquente de dix-huit à trente ans (Chomel, p. 311). — La statistique de 191 cas, de MM. Lombard et Fauconnet (Études cliniques sur quelques points de la fièvre typhoïde, *Gazette médicale*, 1843, p. 591), confirme absolument tous ces résultats. On a cru longtemps que les vieillards ne pouvaient avoir la fièvre typhoïde. MM. Lombard et Fauconnet l'ont observée sur une femme de soixante-douze ans (page 592) ; M. Prus, à soixante-dix-huit ans (*Gazette médicale*, 1838) ; enfin, M. Trousseau (*Clinique*, p. 147) cite tout au long l'observation d'une femme de soixante-quatre ans qui présenta les lésions caractéristiques de la maladie. M. Putégnat a remarqué que les vieillards sont exempts de la maladie dans les épidémies (Nouvelles recherches sur le mode de propagation et la nature de la fièvre typhoïde, *Gazette médicale*, t. 6, p. 710 ; Mémoire sur la dothiénentérie, *Bulletin de l'Académie de Médecine*, t. 2, p. 853). Les cas que nous venons de citer, tout en démontrant la possibilité de la maladie chez les vieillards, en confirment aussi l'extrême rareté, puisque nous n'en connaissons que trois.

En résumé, maladie rare jusqu'à quatre ans, augmentant de fréquence depuis cinq ans, sévissant principalement de dix-huit à trente ans, puis décroissant au point de devenir tout à fait exceptionnelle après soixante ans. Elle présente donc, comme nous l'avions établi plus haut, une tendance manifeste à sévir de préférence à une période déterminée de la vie.

Au point de vue *de l'influence des âges* sur la fièvre typhoïde, nous avons donc à établir deux variétés : fièvre des adultes, fièvre typhoïde des enfants. — On ne peut établir comme une variété la fièvre typhoïde des vieillards, puisqu'on n'en est encore qu'au troisième cas. — La première variété nous paraît avoir été suffisamment caractérisée par nous dans tout ce qui précède ; nous allons donc nous occuper de la fièvre typhoïde chez les enfants, en cherchant à indiquer surtout ses différences avec la même maladie chez les adultes.

Fièvre typhoïde des enfants.

Nous allons étudier la maladie chez les enfants au point de vue des altérations pathologiques, des symptômes, de la marche.

1° ALTÉRATIONS PATHOLOGIQUES — MM. Rilliet et Barthez ont trouvé les altérations caractéristiques de la maladie. Ils ont surtout observé l'hypertrophie avec ramollissement (plaques molles), l'ulcération des plaques bien plus rare et plus tardive que chez l'adulte. Elle n'existait pas chez des enfants morts aux quinzième, dix-huitième, vingt-unième jours de la maladie (Rilliet : *Fièvre typhoïde chez les enfants*, Thèse inaug. Paris 1840 ; *Traité des Maladies des Enfants*, t. 2). L'altération du tissu sous-muqueux des plaques, très-commune chez l'adulte, est très-rare chez les enfants ; il y a rarement plus de douze à quinze ulcérations siégeant exclusivement sur les plaques de Peyer ; petites et rares sur les très-jeunes sujets. Le travail de cicatrisation est terminé vite, le trentième jour, quelquefois le trente-deuxième ou le cinquantième jour (p. 359).

Les données précédentes, tout en méritant l'attention, ne sont pas exclusives, car on peut trouver toutes les lésions qui se rencontrent chez l'adulte : hypertrophie du tissu propre de la plaque (plaque dure), ulcérations nombreuses siégeant sur les plaques de Peyer ou sur les follicules isolés. Cependant, les plaques dures existent rarement (2 fois sur 16, Rilliet ; 5 fois sur 10, Taupin), et toujours en moins grand nombre que chez l'adulte. L'ulcération des follicules agminés ou solitaires, sans autre altération, est commune. — Néanmoins, l'altération intestinale est moins caractéristique chez l'adulte, à cause de la rapide cicatrisation qui fait disparaître la trace anatomique de la maladie. — L'ulcération peut provenir de fonte tuberculeuse, et alors être attribuée à tort, comme cela est arrivé, à la fièvre typhoïde. M. Rufz a trouvé, 3 fois sur 8, la plaque hypertrophiée dans la scarlatine. Une fois même il existait, sur la dernière plaque du cœcum, une ulcération d'une ligne, à fond jaunâtre. La même hypertrophie, avec saillie et rougeur, fut observée chez cinq enfants qui avaient enduré de grandes douleurs, chez un qui mourut de diarrhée (Rufz, Quelques mots sur l'influence de l'âge dans la fièvre typhoïde, *Archives générales*, 3e série, t. 9, p. 45). — Rilliet et Barthez disent (t. 1er, p. 479) que les lésions des plaques de Peyer ressemblent beaucoup à celles de certaines entérites. Les mêmes auteurs ont publié (*Journal des Connaissances médico-chirurgic.*, avril et mai 1841) des observations de fièvre typhoïde sans altération appréciable des plaques de Peyer.

Aussi les altérations des ganglions mésentériques sont-elles plus importantes que chez l'adulte, parce qu'elles peuvent servir à caractériser des maladies qui, sans elles, resteraient indéterminées. — Constant a trouvé, au troisième jour, les ganglions mésentériques durs et violacés (*Gazette médicale*, 1838, p. 101).

M. Taupin a trouvé la rate ramollie, hypertrophiée, contenant deux fois des foyers apoplectiques (Recherches cliniques sur la fièvre typhoïde observée dans l'enfance, *Journal des Connaissances médico-chirurgic.*, novembre et décembre 1839, janvier 1840). MM. Barthez et Rilliet n'ont pas trouvé ces altérations apoplectiques (p. 672). Dans les autres viscères, mêmes altérations que chez l'adulte. M. Louis conclut, des recherches de MM. Rilliet et Taupin, que, chez l'enfant comme chez l'adulte, le caractère anatomique de la fièvre typhoïde est l'altération plus ou moins profonde des plaques de Peyer (t. 1, p. 116).

2º Symptômes de la fièvre typhoïde chez les enfants. — A. *Symptômes nerveux* : Céphalalgie, dès le début, manquant rarement; l'enfant porte les mains à la tête ou crie, grogne; assoupissement notable; délire rare au début, apparaissant du septième au treizième jour. Tantôt ce sont des rêvasseries accompagnées de l'immobilité; tantôt des mouvements violents : l'enfant se lève, court (Taupin, p. 186). Rilliet et Barthez signalent aussi le délire, la céphalalgie, la somnolence, comme les principaux symptômes nerveux (p. 370). Les perturbations du système musculaire leur semblent beaucoup plus rares : ils n'ont vu que 7 fois sur 107 les soubresauts de tendons. M. Henri Roger regarde comme rares les grincements de dents, le mâchonnement, la contracture, les mouvements choréiques (Fièvre typhoïde chez les enfants, *Arch. de Médecine*, p. 302, 1840). Les auteurs reconnaissent tous que la stupeur, l'hébétude, la faiblesse, sont très-marquées.

B. *Symptômes abdominaux* : Vomissements, constipation plus fréquemment que chez l'adulte ; gargouillement, douleur abdominale plus rares. Il en est de même de la rétention d'urine. Hypertrophie de la rate, appréciable 109 fois sur 120, 10 fois médiocre (Taupin).

c. *Hémorrhagies* : Épistaxis relativement rare (1/11, Henri Roger). M. Louis dit l'avoir constatée dans les deux tiers des cas ; Rilliet et Barthez, 1 fois sur 5. L'hémorrhagie intestinale est exceptionnelle ; M. Rilliet ne l'a pas vue une fois ; M. Taupin en cite un cas (p. 107) ; M. Dufresne, de Genève, a communiqué à MM. Rilliet et Barthez, qui les citent dans leur dernière édition, deux cas d'hémorrhagie intestinale ayant coïncidé avec la gangrène, et deux autres cas sans gangrène : ces derniers, ainsi qu'un des premiers, se terminèrent par la guérison. Rien de spécial dans les symptômes thoraciques, la chaleur de la peau, la fièvre, les troubles des sens.

Les taches rosées sont moins fréquentes que chez l'adulte, moins nombreuses (6-8), ne dépassent pas huit jours. On les rencontre dans la gastrite, l'entérite des enfants (Rilliet et Barthez).

3° MARCHE, DURÉE. — Rien de spécial pour la marche de la maladie.

Durée : Forme légère, 12-25 j. (47 cas) ; forme grave, 25-35 j. (41 cas) ; forme très-grave, 35-50 j. (23 cas) (Rilliet et Barthez, p. 377). La gravité de la maladie règle la durée de la convalescence.

Phénomènes critiques : On a rangé sous ce titre l'otorrhée, les furoncles, les abcès phlegmoneux, l'alopécie ; nous ne citons ces faits que pour ne rien omettre.

Formes : Les formes muqueuse et ataxique seraient plus fréquentes que les autres chez les enfants.

Complications : On trouve plus souvent chez les enfants :

1º La pneumonie (22 fois, Rilliet et Barthez, p. 392), dans les formes les plus graves ; 2º l'entérite et le ramollissement de la muqueuse, si rare chez l'adulte (17 fois sur 27) ; 3º l'otite (10 fois sur 107, Taupin). Les gangrènes sont rares : sacrum (6 fois sur 107, Rilliet et Barthez) ; bouche (Observations de M. Legendre, MM. Rilliet et Barthez, p. 394) ; pharynx (Boudet, *Bulletin de la Société anatomique*, p. 398, 1840) ; poumon (Taupin, p. 246). La pleurésie, la laryngite, la néphrite, les fièvres éruptives sont accidentelles. L'anasarque a été vue 9 fois (Rilliet et Barthez, p. 397). La phthisie aurait succédé 4 fois à la fièvre typhoïde (Taupin) ; cela a lieu aussi chez l'adulte.

En résumé, c'est surtout par l'anatomie pathologique et les complications que la fièvre typhoïde des enfants diffère de celle de l'adulte. Les symptômes se rapprochent beaucoup. Il n'y a guère que les altérations de fonctions du système musculaire qu'on rencontre très-exceptionnellement chez les enfants.

Diagnostic : Nous ne pensons pas, à propos de *l'influence des âges* sur la fièvre typhoïde, avoir à nous occuper du diagnostic de la maladie. Nous ne pouvons que rappeler la nécessité de tenir compte de la différence de symptômes chez l'adulte et chez l'enfant.

Influence des âges sur le pronostic : Beaucoup moins grave que chez l'adulte. Sur 206 sujets, M. Barrier ne compte que 30 morts. En retranchant même les morts dues à une maladie intercurrente, on ne trouve plus qu'une mort sur 10 cas (ouvrage cité, t. 2, p. 279). M. Trousseau se range à cette opinion (*Clinique*, p. 180), non toutefois sans rappeler que trop souvent encore la fièvre typhoïde des enfants amène une terminaison fatale.

De quinze à dix-huit ans, la maladie est encore relativement peu grave. Avant vingt-cinq ans, il guérirait beaucoup plus de malades qu'il n'en meurt (Louis, p. 353). D'après Chomel, il meurt 1 sujet sur 3 de dix-huit à quarante ans ; au-dessus de quarante ans, 1 mort sur 2 (p. 428). Ce dernier résultat est contesté. La maladie serait, après quarante ans, et moins fréquente et moins grave (*Compendium*). D'après la statistique de MM. Lombard et Fauconnet (mém. cité, p. 592), la mortalité serait en raison directe de l'âge.

Les modifications que l'âge des malades doit apporter au *traitement* de la fièvre typhoïde trouveront naturellement leur place dans la troisième partie de ce travail.

Nous reprenons maintenant l'étude des causes de la fièvre typhoïde.

Sexe. — On n'est pas d'accord sur l'influence qu'exercent les sexes dans la production de la fièvre typhoïde. On la dit un peu plus commune chez l'homme; encore ce résultat est-il contesté. Il paraît résulter des relevés de MM. Rilliet et Barthez (p. 404), Taupin (mém. cité, p. 179), Barrier (p. 257), que chez les enfants elle frappe plus fréquemment les garçons. Ce résultat emprunte quelque valeur à la concordance des auteurs pour le signaler.

Constitution, Tempérament. — On ne peut rien dire de positif sur l'influence de ces conditions organiques. Nous avons vu ailleurs que les sujets pléthoriques sont plus disposés à contracter la forme inflammatoire, les sujets nerveux la forme ataxique, les sujets débilités la forme adynamique. Remarquons cependant qu'à Paris la maladie atteint souvent des sujets robustes nouvellement arrivés et n'ayant pas encore eu à supporter de grandes privations; mais il faut, dans ce cas, tenir compte du défaut d'acclimatement, sur lequel nous aurons à revenir.

Nous ne pouvons que mentionner l'influence attribuée aux *émotions morales, à l'excès de fatigues corporelles ou intellectuelles,* toutes causes que, pour parler comme M. Trousseau (*Clinique,* p. 180), « on se croit toujours forcé d'invoquer, » sans pouvoir jamais démontrer positivement leur influence. M. Louis a relevé le nombre de ses malades atteints de fièvre typhoïde dont la profession nécessitait de grandes fatigues. La différence est tellement minime qu'elle ne mérite pas d'être notée (ouv. cité, p. 335).

Saisons. — MM. Lombard et Fauconnet placent le maximum des fièvres typhoïdes en automne, le minimum au printemps; l'été vient en seconde ligne, l'hiver en troisième. Cependant les six mois les plus chauds offrent plus de fièvres typhoïdes que les six mois les plus froids (mém. cité, p. 593). Ce dernier résultat est infirmé par les recherches de MM. Chomel (p. 446), Forget (p. 451). Faisons remarquer d'ailleurs que l'influence si peu appréciable des saisons doit compter pour bien peu de chose en présence des conditions si complexes qu'il nous reste à mentionner, et dont chacune a certainement une part considérable, quoique peu facile à déterminer, dans la production de la maladie.

Climats. — Nous en dirons autant de l'influence des climats, sur 'laquelle on a·si peu de données acceptables. En établissant la plus grande fréquence des fièvres typhoïdes dans les pays méridionaux en été, n'a-t-on pas confondu avec certaines fièvres bilieuses, qui se produisent si fréquemment dans les mêmes conditions et avec des caractères peu tranchés? M. Trousseau (*Clinique*, p. 137) dit qu'elle s'observe dans tous les climats tempérés. Ce qui paraît prouvé, c'est que certaines localités et certaines conditions climatériques tendraient à imposer certaines *formes* à la maladie. Ainsi l'humidité habituelle produirait la *forme muqueuse*, qui a été observée en Alsace fréquemment (Forget, p, 256), à Gœttingue (Rœderer et Wagler), s'accompagnant de la présence dans les selles d'une grande quantité de tricocéphales et de lombrics; la *forme bilieuse*, si peu déterminée d'ailleurs, s'observerait, au dire de Fincke, Tissot, dans certaines localités en été et en automne.

ÉPIDÉMIE, ENDÉMIE. — Pour tout le monde, la fièvre typhoïde est endémique dans un grand nombre de localités (Trousseau, *Clinique*, p. 137). Quant à l'influence de la constitution atmosphérique sur sa production, en d'autres termes quant au *caractère épidémique* qu'elle peut présenter, deux faits suffiraient à le prouver : sa fréquence à de certains moments (voir à ce sujet Marc d'Espine, Notice étiologique sur l'affection typhoïde, *Archives générales de Médecine*, 4ᵉ série, t. 19, p. 129-423), et la mortalité, si variable avec les époques, qui en est la conséquence. Ne voyons-nous pas d'ailleurs tous les jours, dans la correspondance de l'Académie de médecine de Paris, des rapports sur des épidémies de fièvres typhoïdes?

ACCLIMATEMENT. — Il n'est douteux pour personne que le défaut d'acclimatement soit une puissante cause prédisposante de la maladie. M. Trousseau (*Clinique*, p. 180) fait remarquer que très-peu de ses malades étaient de Paris, et que beaucoup l'habitaient depuis un temps limité. M. Louis (p. 357) a trouvé qu'il meurt plus des deux tiers des sujets non acclimatés atteints de fièvre typhoïde, tandis que chez les autres la mortalité dépasse à peine un quart. M. Chomel (p. 429) a noté une différence dans le même sens.

Remarquons cependant avec M. Trousseau que les sujets nouvellement arrivés à Paris contractent également plus que les Parisiens la variole, la scarlatine. Ce rapprochement peut tendre à diminuer l'influence du défaut d'acclimatement, en donnant à penser que si les étrangers adultes attrapent plus fréquemment que les Parisiens la fièvre typhoïde, la variole, la scarlatine, c'est que ceux-ci ont déjà pu, dans leur enfance, être frappés d'une de ces maladies, tandis que les nouveaux venus ayant habité la campagne, où ces maladies, et surtout la fièvre typhoïde, sont accidentelles, se trouvent, dès leur arrivée, exposés à la contagion (*Clinique*, p. 180).

A côté du défaut d'acclimatement, nous devons placer, comme s'en rapprochant, l'insuffisance d'alimentation, l'usage d'aliments de mauvaise nature, les excès, toutes conditions qui ont certainement leur part d'influence sur la production de la fièvre typhoïde, et auxquelles sont exposés les nouveaux arrivés dans les grandes villes.

ENCOMBREMENT, ÉMANATIONS PUTRIDES, INFECTION. — J'ai rapproché à dessein ces trois ordres de causes qui s'engendrent mutuellement, pour aboutir à la dernière, qui en est la résultante. Il est certain que l'encombrement, soit dans les chambrées d'ouvriers étroites, mal ventilées, soit dans les prisons, les vaisseaux, etc., etc., expose les individus qui sont dans ces conditions à contracter la maladie sous l'influence de l'air vicié qu'ils respirent. Si on y joint toutes les autres causes de misère, compagnes inséparables de celles que nous venons d'énumérer, on aura une idée des circonstances nombreuses qui se groupent et s'unissent pour produire la maladie par infection. Il est d'ailleurs un argument irréfutable à présenter à ceux qui nient la possibilité de la génération par infection de la fièvre typhoïde : c'est de leur demander comment a pu se produire le premier fait de fièvre typhoïde qui ait existé? Au reste, lorsque, malgré toutes les recherches, on ne peut arriver à trouver le principe de la contagion, comme cela est arrivé souvent, on est bien forcé d'admettre que la maladie s'est développée spontanément, ou, pour être plus exact, sous l'influence combinée de toutes les causes que nous venons d'énumérer. Ces arguments en faveur de l'infection sont reproduits d'ailleurs par tous les contagionistes de bonne foi, et entre autres par le professeur Trousseau (*Clinique*, p. 176). Mais de même qu'il reconnaît avec nous l'influence possible de l'infection, de même nous allons citer, d'après lui, des cas où la nature contagieuse de la maladie est incontestable.

La fièvre typhoïde peut-elle être contagieuse? M. Chomel prétend (*loco citato*, p. 318) que les médecins qui n'admettent pas la nature contagieuse de la fièvre typhoïde sont dans la proportion de cent contre un qui l'admet. Nous pensons qu'aujourd'hui cette proportion serait un peu exagérée. Voyons les arguments présentés pour et contre la contagion :

1º *La maladie est contagieuse.*

Bretonneau a soutenu cette opinion (Notice sur la contagion de la dothiénentérie, *Archives générales*, t. 21, p. 57). Il cite surtout à l'appui de son opinion les faits où la maladie, importée par un malade dans un hameau où il n'existait pas de fièvre typhoïde, se transmet par lui à quelques-uns de ceux qui le soignent, puis passe à une autre famille, non pas la plus voisine des malades, mais qui a eu avec eux le plus de rapports. Ainsi, au collége de La Flèche, à Château-du-Loir, à Vendôme, à Paris même, où les faits de Bretonneau, sans être aussi convaincants, sont dignes de la plus grande attention. On ne peut suivre la contagion dans les grandes villes ; mais cela est facile à la campagne, où les familles sont nombreuses, agglomérées, la même chambre servant à toute la famille, souvent le même lit à plusieurs enfants, le tout dans des conditions de propreté douteuse. Là aussi on a l'avantage de pouvoir constater et suivre la transmission. D'ailleurs, si à Paris même on interrogeait avec soin les malades des hôpitaux, peut-être trouverait-on plus souvent des preuves de contagion.

M. Leuret (mém. cité, p. 161) soutient la même doctrine. M. Gendron dit (mém. cité, p. 185 et 361) que la cause réelle de la maladie était le plus souvent une transmigration de village à village, qui était sans cesse renouvelée par d'imprudentes visites. Dans un autre travail, et en suivant la fièvre typhoïde dans les hameaux, dans les villages, où on peut le mieux constater la manière dont les cas s'enchaînent et se produisent, le même auteur conclut que la maladie se transmet toujours des quatre manières suivantes : 1º contagion directe, immédiate, ou transmission aux personnes qui soignent le malade et ont avec lui des rapports directs ; 2º contagion directe médiate ou transmission aux personnes qui n'ont pas approché directement le malade, mais se sont trouvées dans son atmosphère ; 3º contagion indirecte médiate ou transmission aux personnes n'ayant pas eu de rapports avec le malade, mais avec ceux qui le soignaient ou le visitaient ; 4º contagion indirecte immédiate ou transmission aux personnes ayant touché les effets, porté les habits ou occupé le lit du malade (Recherches sur les épidémies des petites localités, *Journal des Conn. méd.-chir.*, 1834, p. 92, 225, 295, 300, 301). Le premier mode de contagion est le plus puissant. Pour M. Gendron, l'importation de la maladie est l'origine des épidémies, qui sont les effets et non la cause de la contagion ; en d'autres termes, la maladie n'est pas seulement contagieuse quand elle est épidémique, mais toujours. Lorsque l'importation n'a pu être constatée, la maladie se transmet si constamment des premiers malades à ceux qui les soignent, qu'il est impossible de méconnaître la contagion. Elle est d'autant plus active, que les communications sont plus fréquentes et en nombre plus considérable. La recrudescence d'une épidémie ne tient pas à une cause d'insalubrité locale, mais à une nouvelle importation ou à des communications suspectes. Une dothiénentérie isolée non due à la contagion peut se propager par contagion. Les convalescents peuvent transmettre la maladie. Quelques individus sont réfractaires à la contagion, soit en vertu d'une idiosyncrasie qu'on retrouve dans d'autres maladies, notamment dans les fièvres éruptives, soit qu'ils aient déjà eu la fièvre typhoïde (Gendron, mém. cité).

Ces mêmes idées ont été défendues par M. Putégnat (*Gazette méd.*, 1837, art. cité). M. Létalenet (Acad. de Méd., 1837) ne croit pas que la maladie soit toujours contagieuse. Dans une même épidémie on peut rencontrer des degrés différents de l'affection typhoïde, quelquefois même un simple état typhoïde qui soustrait les sujets aux atteintes du fléau. MM. Lombard et Fauconnet (mém. cité, p. 594) sont partisans de la contagion, mais admettent aussi, dans quelques cas, le développement spontané (1/10 des cas) ; M. Louis croit aussi à la contagion (t. 2, p. 375); il en est de même de M. Gaultier de Claubry (*Identité du typhus et de la fièvre typhoïde*, p. 346 et suiv.). C'est même une des grandes raisons pour lesquelles il croît à l'identité du typhus et de la fièvre typhoïde, question que nous sommes amené à signaler incidemment, mais que nous ne pensons en aucune façon devoir faire entrer dans le cadre de ce mémoire, désirant ne nous appuyer que sur des faits incontestés et non sur les faits mixtes ou douteux qu'on a produits dans le débat mentionné ci-dessus.

Beaucoup d'autres médecins sont partisans de la contagion. Citons MM. Mayer (*Bulletin de la Société de Méd. de Besançon,* n° 2, 1847), Thirial, Piedvache de Dinan (Académ. de Médecine, 1850. Ce médecin ne croit pas à la contagion indirecte médiate de M. Gendron), Letanneur, Ragaine (de Mortagne) (*Bulletin de l'Acad. de Médecine,* t. 10, p. 734, 896; t. 12, p. 536), et tant d'autres qui trouvent l'occasion de mentionner leur opinion dans les rapports d'épidémies qu'ils adressent à l'Académie de Médecine. M. Trousseau (*Clinique,* p. 176) extrait, des mémoires qui lui ont servi à faire son rapport sur les épidémies de 1857, des faits favorables à la contagion, dont quelques-uns sont irréfutables et entraînent la conviction. Le dernier, qui s'est passé à Paris, est lui-même complètement probant. — Du reste, nous l'avons déjà dit, M. Trousseau admet aussi le développement spontané de la maladie.

Ainsi, parmi les médecins contagionistes, les uns admettent le développement spontané comme possible, les autres le repoussent complètement.

2° *Arguments en faveur de la non-contagion.*

A. Dans les hôpitaux, la maladie ne se transmet pas de malade à malade.

B. Les élèves en médecine qui soignent leurs camarades atteints de fièvre typhoïde dans les meilleures conditions pour l'attraper (chambres étroites, encombrées de monde, soins constants), en sont exempts (Andral, *Clinique,* t. 1, p. 486).

c. Les médecins, les infirmiers, les sœurs de charité, sont, en général, préservés de la maladie.

Les contagionistes répondent à ces arguments très-sérieux en invoquant les idiosyncrasies, l'immunité qui résulte, pour ceux qui entourent les malades, de ce qu'on a appelé l'accoutumance; la possibilité, chez eux, d'une fièvre typhoïde antérieure qui les met à l'abri; enfin, l'exemple d'autres maladies manifestement contagieuses, la rougeole, par exemple, qui se propage rarement dans les hôpitaux d'adultes. D'ailleurs, la transmission de la fièvre typhoïde à des individus entrés dans les hôpitaux pour d'autres maladies a été vue par Louis, Chomel, Genest, Grisolles (*Patholog. interne de Grisolles,* t. 1, p. 44). M. Chomel (p. 339) admet que la maladie est contagieuse, mais faiblement, et avec le concours de circonstances peu déterminées encore.

Les partisans de l'identité du typhus et de la fièvre typhoïde ne regardent la fièvre typhoïde comme contagieuse que lorsque sont réunies les conditions qui en font le typhus (encombrement, privations, dépression morale, fatigues excessives, etc., etc.). — Ils s'appuient, pour faire admettre ce fait, sur ce qui a été

. démontré pour la peste sporadique, qui ne se transmet jamais, tandis que l'épidémique est contagieuse.

Aujourd'hui, en tenant compte des faits bien observés qui démontrent, d'une part, que la maladie est contagieuse (faits des petites localités), d'autre part, qu'il est des circonstances en apparence favorables à la contagion où celle-ci est rare (hôpitaux, etc.), beaucoup de médecins en sont venus à admettre la possibilité des deux modes de développement. — On peut dire que la doctrine de la contagion tend à gagner du terrain. — M. le Dr Henri Gintrac, de Bordeaux, dans un travail sur deux épidémies de fièvre typhoïde observée à Sainte-Croix-du-Mont et à Gabarnac, présenté à l'Académie de Médecine le 28 juillet 1863, sans dissimuler qu'il a cru jusqu'ici exclusivement à l'infection, et qu'il y croit encore dans la plupart des cas, conclut « que, dans certaines circonstances encore indéterminées, la fièvre typhoïde est contagieuse. » (*Gazette des Hôpit.*, 30 juillet 1863.)

En étudiant la contagion et l'infection comme causes de la fièvre typhoïde, nous venons d'énumérer les influences diverses sous lesquelles elles se produisent. Il nous reste à dire un mot de l'agent immédiat qui produit la contagion ou l'infection, ou, en d'autres termes, du germe né des diverses causes que nous avons signalées. Jusqu'ici, on s'était borné à dire que ce germe existait, mais que nous ne le connaissions pas. — Dans ces dernières années, M. Charles Robin croit avoir démontré son existence (*Gaz. des Hôpit.*, 2 août 1856).

Pour lui, ce germe consiste en des composés coagulables dits *substances organiques,* substances naturelles, animales et végétales, de formation accidentelle et artificielle.

Solides ou liquides, ou en suspension dans la vapeur d'eau, elles transmettent, lorsqu'elles sont altérées, leurs altérations ou des altérations analogues aux substances organiques saines par simple contact. Une quantité très-minime suffit pour transmettre ces altérations, parce que la modification a lieu de proche en proche. Ce sont les substances organiques animales ou végétales en suspension dans l'air et altérées qui produisent certaines affections épidémiques (typhus, dyssenterie, affections paludéennes). D'autres fois, ces substances sont ingérées avec les aliments, les boissons. Dans la catégorie des maladies qu'elles produisent, rentrent encore la fièvre typhoïde, la variole, la scarlatine, les infections putrides, purulentes, etc. Telle de ces maladies est évidemment contagieuse, tandis qu'une autre ne l'est pas du tout, ou l'est pour certains médecins et pas pour d'autres. — Enfin, les conditions individuelles du sujet exposé à la contagion font qu'il est ou non atteint par la maladie.

Telles sont, en résumé, les idées émises par M. Robin sur les germes contagieux et infectieux. Quant aux différences entre ces deux sortes de germes, elles consistent, d'après M. Trousseau, en ce que le germe infectieux s'éteint dans l'organisme qui l'a reçu, tandis que le germe contagieux se développe dans cet organisme, qui devient le foyer de nouvelles émanations morbifiques (*Clinique*, p. 251).

Nous bornerons à ces idées générales ce que nous voulons dire d'une question si difficile à éclairer.

RÉCIDIVE. — Après la contagion de la fièvre typhoïde, nous étudierons la question de récidive, qui nous semble avoir sa place assez naturellement marquée en cet endroit. On peut dire de cette question qu'elle est dans une phase de transition. Jusqu'à une époque très rapprochée de nous, il semblait convenu entre les médecins que la fièvre typhoïde ne pouvait récidiver, et tout le monde, les contagionistes surtout, admettaient ce fait presque sans examen, y voyant une analogie de plus avec les fièvres éruptives. Aussi Gendron (mém. cité), Letalenet (*Bulletin de l'Académie de Médecine*, p. 837), M. Grisolles (*Patholog.*, t. 1, p. 37), Louis (ouvrage cité, t. 2, p. 516), Valleix (*Guide du Médecin praticien*, t. 5), ne mettent pas en doute l'impossibilité de la récidive. On allait même jusqu'à dire que, les plaques de Peyer étant presque toujoure ulcérées et détruites, la récidive était matériellement empêchée : argument insoutenable lorsqu'on considère que très-souvent l'altération des plaques se termine par résolution, et que d'ailleurs elles ne sont pas, en général, toutes malades. Mais depuis que les faits ont forcé d'admettre que les fièvres éruptives pouvaient récidiver, quoique le cas fût rare, on s'est demandé s'il n'en serait pas de même de la fièvre typhoïde ; et voici qu'en s'en tenant à l'observation clinique, sans idée préconçue, certains médecins ont vérifié le fait. Nous voyons, en effet, quelquefois, dans les journaux de médecine, des cas de récidive de la fièvre typhoïde. Déjà le *Compendium* admettait la possibilité de la récidive (p. 225). Depuis, quelques nouveaux faits se sont produits. Dans le numéro 139 de la *Gazette des Hôpitaux* de 1862, nous trouvons une observation de récidive du docteur Bergeret. Le docteur de Bosredon, de Saint-Macaire (Gironde), dans un travail qu'il a envoyé à l'Académie des sciences sur plusieurs épidémies de fièvre typhoïde observées par lui (Académie des sciences, 22 février 1858), admet que la maladie peut récidiver. Enfin M. Trousseau, dans sa *Clinique* (t. 1, p. 260), cite deux cas de récidive, l'un tiré de sa clientèle particulière, l'autre observé dans les salles de M. le professeur Rostan. Dans l'état actuel de la science, on est donc amené à conclure que si la récidive de la fièvre typhoïde est rare, elle ne doit cependant pas être regardée comme impossible.

Pour terminer la seconde partie de notre travail, il nous reste à examiner s'il y a antagonisme entre la fièvre typhoïde et d'autres maladies. Et, d'abord, y a-t-il antagonisme entre la fièvre de marais et la fièvre typhoïde? C'est M. Boudin qui a cherché à établir que l'organisme soumis, pendant un temps assez long, à des influences marécageuses, oppose une grande résistance à l'invasion de la phthisie pulmonaire et de la fièvre typhoïde. Par des statistiques très-nombreuses, et qu'il nous est impossible de reproduire, M. Boudin a considéré comme prouvée la proposition que nous venons d'énoncer. Il a développé cette thèse dans sa *Nouvelle géologie médicale* (in-8°, Paris, 1845), dans ses *Études de géographie médicale* (Paris, in-8°, 1846), enfin dans des *Études de géologie médicale*. Voici les conclusions de ce dernier travail :

1° Les localités dans lesquelles la cause productrice des fièvres intermittentes endémiques imprime à l'homme une modification profonde, se distinguent par la rareté relative de la phthisie pulmonaire et de la fièvre typhoïde.

2° Les localités dans lesquelles la fièvre typhoïde et la phthisie pulmonaire sont fortement dessinées, se font remarquer par la rareté et le peu de gravité des fièvres intermittentes contractées sur place.

3° Le dessèchement d'un sol marécageux ou sa conversion en étang, en produisant la disparition ou la diminution des maladies paludéennes, semble disposer l'organisme à une pathologie nouvelle dans laquelle la phthisie pulmonaire, et, suivant la position géographique du lieu, la fièvre typhoïde se font particulièrement remarquer.

4° Après avoir séjourné dans un pays à caractère marécageux

très-prononcé, l'homme présente contre la fièvre typhoïde une immunité dont le degré et la durée sont en raison directe et composée : 1° de la durée du séjour antérieur; 2° de l'intensité d'expression à laquelle y atteignent les fièvres de marais, considérées sous le double rapport de la forme et du type (p. 76). Cette théorie de M. Boudin a été fortement appuyée par quelques médecins, critiquée vivement par d'autres.

M. Nepple a constaté que la phthisie tuberculeuse et les scrofules sont les maladies qui attaquent le plus rarement les habitants des marais de la Bresse (*Essais sur les fièvres intermittentes*, p. 14). En ce qui concerne la fièvre typhoïde, son observation ne lui permet pas de répondre (Lettres écrites à l'Académie des sciences, Tours, 1843). M. Brunache, dans sa Thèse inaugurale (Paris, 1844) et dans le *Journal de Médecine* (1844), abonde complètement dans le sens de. M. Boudin. MM. Pacoud (Académie des sciences, 7 août 1843), Barth (*Archives de Médecine*, t. 12, 1841, p. 183), Chassinat (Académie de Médecine, 27 juin 1843), Hahn (*Journal de Médecine*, 1843, p. 263), Tribe (Thèse de Montpellier, 1843, n° 98), Crozant (*Journal de Médecine*, 1844, p. 138), Perroud, dans un mémoire couronné en 1861 par la Société de Médecine de Bordeaux (*De la tuberculose*, Paris, 1861), ont tous apporté des faits confirmatifs; mais, si on consulte leurs travaux, on voit que tous, à l'exception de M. Brunache, ne se sont occupés que de l'antagonisme de la fièvre intermittente et de la phthisie, laissant de côté la fièvre typhoïde.

Si nous passons maintenant aux travaux qui ont eu pour but d'infirmer la théorie de M. Boudin, nous ferons absolument la même remarque. Citons Michel Lévy (Académie de Médecine, 6 juin 1843); deux articles de M. le docteur Gintrac père, de Bordeaux (*Gazette médicale*, 1843, p. 489 et 651); un travail de M. Genest (*Gazette médicale*, 1843, p. 573); une Thèse de M. Vigouroux (*Sur l'antagonisme de la fièvre intermittente et des tubercules pulmonaires*, Paris, 1858).

On comprendra que tous ces travaux, étrangers à notre sujet, ne réclamaient de nous qu'une citation, à titre de documents historiques. La question étant tout entière dans la statistique, les chiffres qui ont servi à combattre ou à prouver l'antagonisme pour la phthisie, ne prouvent rien pour la maladie qui nous occupe. Il faudrait, pour la fièvre typhoïde, des documents spéciaux. Malheureusement, malgré de nombreuses recherches bibliographiques, nous n'avons trouvé qu'un seul document qui combatte l'antagonisme de la fièvre typhoïde et de la fièvre de marais. M. Forget (*Gazette médicale*, 1843, p. 422) dit avoir reçu à Strasbourg, dans ses salles d'hôpital, 335 fièvres intermittentes et 260 fièvres typhoïdes, ce qui infirme l'antagonisme. M. Boudin répond à cela que ces fièvres intermittentes étaient importées du dehors, et que, par suite, les chiffres de M. Forget prouvent une coïncidence d'hôpital, mais non une coïncidence géographique ou d'endémicité; que, d'ailleurs, la fréquence des maladies d'une ville comme Strasbourg ne peut ressortir du mouvement d'un hôpital de 50 lits (*Gazette médicale*, 1843, p. 470). Quoi qu'il en soit, la Compagnie comprendra qu'en présence d'une loi générale qui, depuis qu'elle a été émise, n'a trouvé qu'un seul médecin pour l'appuyer (M. Brunache), comme aussi un seul pour la contredire (M. Forget), il nous est impossible de regarder la question comme jugée. — Nous concluons donc que de nouvelles recherches sont indispensables pour prouver ou pour infirmer l'antagonisme de la fièvre typhoïde et des fièvres de marais.

Nous ne pouvons pas passer sous silence cette thèse qu'on a voulu soutenir depuis quelque temps, et qui consiste à dire que la variole, arrêtée par la vaccine, a été remplacée par la fièvre typhoïde, au grand préjudice de l'humanité, puisqu'on meurt à l'âge adulte, alors qu'on est utile à la société.

Cette sorte d'antagonisme entre la variole et la fièvre typhoïde ne mériterait même pas l'examen, si on ne cherchait de temps en temps à la faire revivre, et si quelques crédules ne s'y laissaient encore prendre. Pour ces raisons, nous croyons devoir mentionner rapidement quelques-uns des arguments qui détruisent ce prétendu antagonisme :

1º La fièvre typhoïde n'est pas nouvelle. L'histoire de la médecine prouve qu'elle existait sous d'autres noms avant qu'on ne songeât à la vaccine.

2º Elle était alors aussi fréquente qu'aujourd'hui (Roche, Académie de Médecine).

3º La fièvre typhoïde est plus rare que n'était autrefois la variole, puisqu'on était arrivé à regarder celle-ci comme une dépuration nécessaire (Roche).

4º La géographie médicale semble démontrer que la fièvre typhoïde règne dans une certaine zone, indépendamment de la présence ou de l'absence de la variole ou de la vaccine (Thèse Jacquot, mém. cité).

5° L'une de ces maladies ne préserve pas de l'autre.

MM. Rilliet et Barthez citent (t. 3, p. 57) trois cas de variole grave survenue pendant la convalescence de la fièvre typhoïde. Plus loin (p. 64), ils disent avoir vu la fièvre typhoïde chez des personnes non vaccinées, chez des enfants vaccinés qui avaient eu la varioloïde. Valleix (t. 5, p. 470 et 471) a observé les mêmes faits : sur trente-cinq malades atteints de fièvre typhoïde en novembre 1853, quatre portaient des traces profondes de variole, un n'avait pas été vacciné, un autre l'avait été sans succès, deux présentaient des cicatrices douteuses. M. Barth a signalé, de son côté, des faits identiques (*Gazette hebdomadaire de médecine et de chirurgie*, 7 octobre 1853). — Nous n'en dirons pas davantage pour défendre une cause que nous n'avons indiquée que pour éviter le reproche d'être incomplet, mais qui, à nos yeux, était gagnée d'avance.

TROISIÈME PARTIE.

TRAITEMENT DE LA FIÈVRE TYPHOÏDE.

Nous allons passer successivement en revue les diverses méthodes de traitement qui ont été préconisées dans la fièvre typhoïde ; nous examinerons les résultats que chacune d'elles a donnés aux divers auteurs, et nous tâcherons de conclure au meilleur mode de traitement à suivre.

1° MÉDICATION ANTIPHLOGISTIQUE.

Il faut distinguer, dans cette médication, deux méthodes bien différentes : la première qui consiste à faire des saignées modérées ou destinées à remplir des indications spéciales ; l'autre qui enlève au malade des quantités considérables de sang.

Saignées modérées.

M. Louis a fait des recherches sur l'influence des saignées faites à doses modérées. Il a conclu que l'effet immédiat des saignées est nul ; que, pratiquées deux fois dans les dix premiers jours de la maladie, à la dose de 360 grammes, elles peuvent amener du soulagement et abréger un peu la durée de la maladie ; qu'elles sont préférables aux saignées à hautes doses ; qu'après le vingtième jour de la maladie, elles sont nuisibles (ouvrage cité, t. 2, p. 387 et suiv.).

Des recherches de M. Andral (*Clinique méd.*, p. 664), il résulte que la saignée modérée a été plus souvent nuisible qu'utile ; que, le plus souvent, elle n'a pas eu d'action bien marquée. Il résulte de ces considérations et de celles présentées par Chomel dans le même sens, que la saignée, si elle n'est pas toujours nuisible, comme le croyait M. Delarroque (ouv. cité), a, même à doses modérées, des résultats bien peu tranchés ; aussi les médecins les plus autorisés, MM. Louis, Chomel, Andral, Cruveilhier (ouv. cités), Rostan (*Gaz. des Hôpit.*, 1858, p. 5), n'emploient les saignées modérées qu'avec prudence, au début de la maladie, et seulement pour obéir à des indications spéciales qui se rencontrent surtout dans la forme dite inflammatoire. En cela, d'ailleurs, ils ne font que suivre l'exemple de Baglivi (*Opera omnia*, édit. de Pinel), Pringle (*Maladies des armées*), Dehaën (*Ratio medendi*).

M. Forget semble adopter les mêmes principes ; il repousse les formules (p. 739), et s'en tient aux indications fournies par les symptômes. Il ne saigne que dans le premier septénaire, lorsque le pouls est fort, résistant, la réaction intense et la forme inflammatoire. Seulement, comme il croit inflammatoires des symptômes qui ne le sont pas, nous l'avons démontré ailleurs, il arrive, dans les cas graves, à tirer, en moyenne, plus d'un kilogramme de sang. Or, les résultats de cette pratique ne sont pas heureux, puisque M. Grisolles (*Pathol.*, t. 1, p. 46) constate que M. Forget perd un quart de ses malades en général, et près d'un tiers de ceux qui ont été saignés, quoique, dans près des deux tiers des cas, la maladie fût faible ou de moyenne intensité.

Il ressort de tout ce qui précède que la saignée modérée doit être employée seulement pour répondre à une indication spéciale. Nous aurons occasion de signaler cette indication quand nous nous occuperons du traitement de la forme inflammatoire.

M. Hérard (*Gaz. Hôpit.*, 1861, p. 286) n'admet les émissions sanguines que dans des cas fort rares.

A la méthode de saignées modérées se rapporte l'application

de sangsues sur l'abdomen, et surtout sur la fosse iliaque, au cou, aux mastoïdes, pour combattre la douleur du ventre, la céphalalgie, le délire. Ces moyens soulagent quelquefois sans avoir sur la maladie en elle-même d'influence nuisible. Aran paraît s'être bien trouvé de ce mode de traitement (*Gaz. Hôpit.*, 1859, p. 93).

Saignées à hautes doses.

Cette méthode n'est pas nouvelle : Botal (*Opera omnia*, p. 155) pose des règles qui ne tendent à rien moins qu'à enlever aux malades au moins 2 kilog. de sang en trois jours ; Sydenham, à moins que son malade ne fût trop faible ou trop âgé, saignait tous les deux jours, et faisait lever le malade une bonne partie de la journée (*Méd. pratique*) ; Chirac (*Traité des fièvres malignes*) croit que le meilleur moyen est de faire un grand nombre de saignées copieuses.

M. Bouillaud, qui a institué le traitement par les *saignées suffisantes,* a cherché à déterminer exactement la dose et l'époque de la saignée. Il a une formule distincte pour les cas graves, moyens et légers. L'âge du malade, le sexe, l'époque du début de la maladie, les complications, font varier également les doses.

Dans les cas graves et très-graves, on fait de quatre à huit saignées de trois à quatre palettes, de façon à retirer, en moyenne, 2 kilog. de sang (dans un cas, *Clinique médicale*, jusqu'à 2,680 gr.). Une saignée est pratiquée matin et soir, et on retire le reste du sang dans la journée, à l'aide de sangsues ou de ventouses placées sur l'abdomen, ceci pendant trois ou quatre jours.

Dans les cas moyens, de trois à cinq saignées ; dans les cas légers, deux ou trois seulement ; dans les cas très-légers, on peut s'en abstenir complètement. Les saignées locales sont employées concurremment, dans la proportion de une, pour deux ou trois saignées générales. Du reste, le temps pendant lequel M. Bouillaud saigne est limité par celui de la période inflammatoire (7-9 j.) et par l'apparition des symptômes typhoïdes (*Nosogr.*, p. 144 et suiv. ; *Clin. médic.*, p. 334).

C'est ce traitement qui, d'après M. Bouillaud, abrégerait considérablement la durée et la convalescence de la maladie, et diminuerait d'une manière sensible la mortalité de la fièvre typhoïde. — La convalescence commence, en général, vers le troisième ou quatrième jour du traitement pour les cas légers ; avant la fin du premier septénaire pour les cas moyens et bon nombre de cas graves ; avant la fin du second septénaire pour les cas les plus graves (*Nosogr.*, p. 163). Quant à la mortalité, elle serait seulement de 1/8, 1/9, ce qui est déjà moitié moins que pour les malades traités par d'autres médecins, et même 1/15, 1/16, une très-rare exception, quand la maladie a été soumise, dès le début, au traitement indiqué (*Nosogr.*, p. 167).

De très-nombreuses objections ont accueilli ces assertions. On a dit avec raison que, pour comparer la durée, il faut s'entendre sur l'époque où commence et finit le mal ; or, les convalescents de M. Bouillaud sont encore des malades pour beaucoup de médecins ; — qu'il faut distinguer les cas graves, légers ou moyens, pour apprécier l'efficacité réelle du traitement ; or, on prétend (Valleix, t. 5, p. 495) que M. Bouillaud a exclu de sa statistique les cas paraissant désespérés ; — qu'enfin il faut être sûr du diagnostic ; or, il se serait glissé parmi les fièvres typhoïdes de M. Bouillaud d'autres affections peu graves ; d'après Valleix (t. 5, p. 495), il résulte même des recherches de M. Davasse (*Des fièvres éphémère et synoque*, Th. Paris, 1847) que les fièvres typhoïdes jugulées en quelques jours ne sont autre chose que des fièvres simples, continues ou synoques, qui ne durent jamais plus. — A ces objections déjà sérieuses, ajoutons que la méthode, dans d'autres mains, a été loin de donner les mêmes résultats.

Pour la durée, M. Louis n'a pas remarqué que les saignées coup sur coup l'abrégeassent en rien (t. 3, p. 510). Quant à la mortalité, le même auteur a prouvé que M. Bouillaud a perdu, non pas 1/9 ou 1/15 de ses malades, mais bien 1/6. Lui-même, qui préfère les saignées modérées comme amenant plus de succès, a perdu, par celles-ci, la moitié des malades. Qu'était-ce donc par les saignées coup sur coup (t. 2, p. 387)? M. Andral dit, dans son rapport, déjà cité, à l'Académie, que les saignées à haute dose avaient produit, sous ses yeux, des résultats effrayants. Déjà Bordeu disait, en parlant de la méthode de Chirac, « que l'événement ne répondait pas à ce que ses partisans avançaient » (t. 1, p. 402).

Concluons en disant qu'une méthode qui n'a de succès qu'entre les mains de celui qui la préconise, est d'autant plus suspecte, que les résultats sont plus merveilleux et plus en désaccord avec ceux des autres médecins.

Parmi les agents accessoires de la médication antiphlogistique, nous ferons mention : 1º des boissons tempérantes ou acidules ; 2º des lavements émollients, huileux, mucilagineux, d'amidon, de décoction de pavot, ou laudanisés ; 3º des fomentations et des cataplasmes ; 4º des bains tièdes. Nous indiquerons le mode d'emploi de ces moyens, qui ont chacun leur degré d'utilité, quand nous parlerons du traitement rationnel de la maladie.

2º MÉDICATION CONTRO-STIMULANTE.

Cette médication a sa place naturellement marquée à côté de la précédente. On a employé comme contro-stimulants le tartre stibié à haute dose et le sulfate de quinine.

Tartre stibié. — Rasori a employé ce médicament à la dose de de 2 à 8 décigrammes dans l'épidémie de fièvre pétéchiale de Gênes. Il affirme n'avoir perdu aucun des malades ainsi traités (*Histoire de la fièvre pétéchiale de Gênes*, p. 36 et suiv.). Malgré les résultats annoncés par le célèbre chef de l'École italienne, personne, que nous sachions, n'a contrôlé sa méthode ; nous devons donc nous borner à une simple mention historique.

Sulfate de quinine. — C'est en 1840 que le Dr Broca a insisté sur l'efficacité de ce médicament à la dose de 2, 4 et 6 grammes par jour. Ici aussi, d'après l'auteur, il n'y aurait pas eu d'insuccès (Acad. de Méd., janvier 1843). M. Louis, chargé de faire un rapport sur ce travail, fit remarquer que la plupart des cas cités comme exemples de succès n'étaient pas des fièvres typhoïdes, et que, dans le cas où le diagnostic était exact, l'influence du médicament était loin d'être démontrée.

M. Martin-Solon a administré le sulfate de quinine à cinq malades de l'hôpital Beaujon atteints de fièvre typhoïde caractérisée, sous la direction de M. Broca lui-même. Trois de ces malades sont morts ; le sulfate de quinine n'a paru être pour rien dans la guérison des deux autres (Acad. de Méd., 17 janvier 1843).

M. Chappotain de Saint-Laurent a rendu compte, dans les *Archives* (3º série, 1842, t. 15, p. 5), des cas de fièvre typhoïde traités par le sulfate de quinine dans le service de M. Husson. Il ressort de ces faits que le médicament a des inconvénients, sans offrir les avantages qu'on lui attribue.

M. Pereira a vu expérimenter le sulfate de quinine, et lui attribue une action curative incontestable (Th. de Paris, 1842, n° 27).

M. Boucher de la Ville-Jossy donne le résultat des expériences faites dans le service de M. Kapeler ; il résume ce qu'il a vu en disant que le sulfate de quinine ne paraît pas devoir constituer une méthode spéciale, mais peut rendre d'utiles services, combiné avec d'autres moyens. Ces services consisteraient surtout à diminuer la céphalalgie et ramener le sommeil (Th. de Paris, 1846, n° 22).

M. Monneret (*Mém. sur le traitement du rhumatisme articulaire*, 1843) conteste au sulfate de quinine à haute dose l'action contro-stimulante. Il le regarde comme un agent substitutif amenant des symptômes nerveux qui se substituent à ceux de la maladie, et amènent consécutivement le ralentissement du pouls par l'action du système nerveux sur le système circulatoire. Dans la fièvre typhoïde, le sulfate de quinine paraît à M. Monneret agir identiquement de la même façon.

M. Briquet (*Traité thérapeutique du quinquina*, p. 391), et une autre fois en collaboration avec M. Blache (*Union médicale*, 3 novembre 1853), a donné le résultat de ses recherches sur le point thérapeutique qui nous occupe. Il résulte de ces travaux que le sel quinique ne diminue pas la mortalité ; qu'il ne peut être employé comme méthode exclusive de traitement ; qu'il peut calmer la fièvre, amoindrir les symptômes cérébraux, tels que délire, céphalalgie ; qu'il est contre-indiqué lorsqu'il existe du coma ou une inflammation du tube digestif.

M. Worms (Guipon, *Trait. de la fièvre typhoïde*, Th. de Paris, 1852) a guéri ou enrayé la maladie chez dix-neuf malades sur vingt par un traitement dont la base était le sulfate de quinine. Mais, comme à ce médicament s'en joignaient d'autres, tels que les vomitifs, le camphre, le nitrate de potasse, les antimoniaux, il est très-difficile de faire au juste la part du sel quinique dans la guérison.

En face des résultats que nous venons d'énumérer, rien n'autorise à se servir exclusivement du sulfate de quinine, comme aussi on ne peut le rejeter absolument. En étudiant le traitement des formes diverses de la maladie, nous signalerons des cas où le sulfate de quinine est formellement indiqué, mais à dose modérée.

3º MÉDICATION ÉVACUANTE.

Préconisée surtout par M. Delarroque, il s'en faut que cette méthode soit d'origine moderne. Déjà Sydenham (*loc. cit.*, t. 1, p. 27, 29) employait les vomitifs, les purgatifs (p. 244, 377). Chirac donnait l'émétique à dose vomitive au début, puis en lavage de deux jours l'un. M. Forget (*loc. cit.*, p. 630 et suiv.) montre que les auteurs qui vantent le plus la saignée ont eu aussi recours aux évacuants. Citons Lazarus-Rivière (*Praxis medica*), Sydenham, Pringle, Stoll (ouvrage cité), Huxham (*Essais sur les fièvres*), Baglivi, Rœderer et Wagler (*loco citato*), Fréd. Hoffman, Fizes de Montpellier (*Traité des fièvres*), Tissot, Le Pecq de la Clôture, Pinel, Sarcone (*Maladies observées à Naples, etc.*). En Angleterre, les purgatifs faisaient la base de la *Méthode dite d'Hamilton.* — Le docteur Nerwet, de Londres, préconise beaucoup les purgatifs (*Journal des progrès des sciences médicales*, 1827, p. 74). En France, Bretonneau, Lherminier, à la Charité, employaient beaucoup les purgatifs salins, même pendant la période d'ulcération, au grand scandale des adeptes de Broussais ; enfin, M. Delarroque a fait des évacuants une méthode exclusive. Il les administre de la façon suivante :

Le traitement débute par un éméto-cathartique, puis les malades prennent tous les jours une bouteille d'eau de Sedlitz ou 30 grammes d'huile de ricin, de crème de tartre ou 2 grammes de calomel, suivant qu'ils sont dégoûtés de l'un ou de l'autre. — Les douleurs de ventre, la diarrhée, le météorisme, les coliques, ne contre-indiquent pas les purgatifs. S'il y a plus de coliques ou des superpurgations, on suspend vingt-quatre heures le traitement. On joint à cela des boissons douces, des cataplasmes sur le ventre, des toniques dès que la fièvre est tombée.

M. Andral (rapport cité) indique ainsi les effets de cette médication : « La langue conserve son humidité, ou se dépouille, sans rougir davantage, de ses enduits ; le mauvais goût de la bouche disparaît, la soif diminue, le pouls diminue de fréquence, la température s'abaisse ; la céphalalgie, les vertiges, la lassitude diminuent ; les traits se relèvent. »

D'après M. Delarroque, la durée de la maladie, traitée par son système, n'est que de dix jours (p. 131). M. Grisolles a trouvé qu'aucune autre méthode n'apportait autant de soulagement, et que la convalescence était hâtée (p. 50). Quant à l'influence de la méthode évacuante sur la diminution de la mortalité, elle paraît évidente. MM. Beau (Th. inaug., 1836) et Delarroque (ouv. cité) n'ont perdu que 1/10 de leurs malades; M. Piédagnel 1/7 (ouv. cité), M. Grisolles 1/7 (p. 50). M. Andral (rapport cité) indique la statistique de Clarke, de Londres, qui ne perdit, par cette méthode, qu'un malade sur 33. M. Andral lui-même a eu une mortalité de 1/6. Il est certain qu'aucune médication n'a donné dans la fièvre typhoïde des résultats aussi favorables. On s'est demandé comment agissent les purgatifs dans la fièvre typhoïde? On a dit qu'ils servent à évacuer la matière saburrale; qu'ils font disparaître les liquides et les gaz dont la présence irrite l'intestin, et qui sont ensuite résorbés; qu'ils favorisent la chute des eschares, détergent la surface des ulcérations; qu'ils évacuent la bile altérée. — Nous nous sommes prononcé, dans la première partie de ce travail, sur la valeur de ces théories humorales. Bornons-nous à constater ici que les purgatifs, quelle que soit leur action, paraissent agir d'une manière plus efficace que tous les autres moyens employés.

On a dit que les purgatifs produisaient des perforations, des hémorrhagies intestinales, des gastrites. M. Grisolles (p. 51) dit que son expérience lui a appris que les purgatifs ne favorisaient la production d'aucune complication, et que deux des plus graves, l'hémorrhagie intestinale et la perforation, étaient beaucoup plus rares que chez les malades soumis à d'autres traitements. Valleix (t. 5, p. 497) apporte le même témoignage au sujet de l'hémorrhagie intestinale. Quant à la gastrite, Valleix assure que non-seulement les vomitifs ne la produisent pas, mais que, chez les sujets qui ont beaucoup vomi, le début de la convalescence est signalé par la vivacité de l'appétit et la facilité de la digestion. Il a vu une seule fois les vomissements persister, puis cesser bientôt (*ibidem*). M. Andral (rapport cité) s'exprime ainsi : « Ajoutons que les perforations et les hémorrhagies intestinales sont plus rares par ce traitement que par tout autre. » Aussi, en présence des avantages réels que présente la médication purgative, à côté d'inconvénients illusoires, un grand nombre de médecins se sont prononcés en sa faveur. Les auteurs du *Compendium* y soumettent leurs malades pendant le premier septénaire. Nous avons déjà cité MM. Grisolles, Beau, Piédagnel, Andral. MM. Louis et Barth (*Presse médicale*, janvier 1837) ont expérimenté les purgatifs dans des cas tous bien caractérisés. Ils ont eu une mortalité de moins de 1/10, alors que, dans le même temps, les saignées modérées, l'eau de Seltz, les lavements émollients, leur donnaient, sur 100 malades, une mortalité de 1/8. Leurs conclusions sont : 1° que l'action des purgatifs est loin d'être pernicieuse ; 2° qu'elle a même très-probablement une influence heureuse sur l'issue de la maladie, quoique la durée totale paraisse un peu augmentée.

Citons encore, au nombre des partisans de la médication purgative, MM. Valleix (Th. de M. Quéval, déjà citée), Videcoq (Th. citée), Bazin (Th. citée), Honoré, Guéneau de Mussy, Bricheteau, Jadioux (M. Grisolles, p. 50). De tout cela il résulte que, *s'il fallait choisir une méthode exclusive de traitement pour la fièvre typhoïde, il faudrait s'arrêter à la méthode évacuante*. Mais une telle pratique serait irrationnelle. Les purgatifs doivent s'associer à d'autres médicaments. M. Hérard (art. cité), tout en reconnaissant l'utilité des évacuants, en proscrit l'usage exclusif. M. Grisolles, un de ceux qui font la part la plus large à la méthode de M. Delarroque, en convient lui-même (p. 51). Ne voyons-nous pas ce dernier médecin avoir recours aux toniques, quand les purgatifs ont fait le bien qu'on en peut attendre (ouvrage cité)? Les auteurs du *Compendium* substituent aux purgatifs les toniques et les stimulants dès qu'apparaissent les symptômes typhoïdes. Il est même des circonstances qui contre-indiquent absolument les purgatifs : ce sont des selles trop fréquentes, une hémorrhagie intestinale, des signes de perforation (Grisolles, p. 52). Enfin, certaines constitutions épidémiques influent notablement sur l'efficacité des évacuants. Ainsi, en juillet et août 1842, M. Grisolles perdit, par les purgatifs, la moitié des malades qu'il traitait à l'Hôtel-Dieu (p. 52). Cet auteur a soin d'ajouter que les autres médications échouaient également.

Nous devons dire un mot de l'emploi exclusif qu'on a fait, en Suisse et en Allemague, des purgatifs mercuriels. MM. Lombard et Fauconnet disent n'avoir perdu, par le calomel, que 9 malades sur 100 (mém. cité). M. Sicherer n'aurait perdu, à Heilbronn, par la même méthode, que 19 malades sur 640. On se demande si le diagnostic était bien exact. M. le Dr Taufflieb aurait perdu 60 malades sur 518; chez 305, la maladie se serait arrêtée dès les premiers jours (Traitement de la fièvre typhoïde par les purgatifs, *Bullet. de Thérap.*, février et mars 1851). M. Grisolles n'a rien obtenu de semblable, quoiqu'il ait donné une dose de calomel à peu près double de celle de M. Taufflieb (p. 51).

Les auteurs qui ont conseillé les purgatifs mercuriels leur attribuent une double action : action purgative primitive ; action secondaire comme préparation mercurielle, manifestant son effet favorable par une sécrétion critique de salive consécutive à l'absorption (Taufflieb). M. Grisolles croit (p. 51) que le calomel n'agit que comme purgatif, et le regarde comme plus infidèle que l'huile de ricin et les sels neutres. Il attribue, de plus, des dangers à son administration répétée. M. Taufflieb reconnaît lui-même qu'il a peut-être, dans la forme adynamique, provoqué quelquefois la gangrène de la bouche.

Puisque nous venons de parler de l'action spécifique attribuée aux purgatifs mercuriels, c'est bien ici la place de dire quelques mots de la médication abortive de M. Serres.

4° MÉDICATION ABORTIVE.

M. Serres a proposé l'emploi des mercuriaux à l'intérieur (sulfure noir) et à l'extérieur (pommade mercurielle), pour résoudre l'altération des plaques et en arrêter le développement (*Union médicale*, 12 août 1847). M. Cambrelin, de Namur, a rapporté 10 cas de guérison par cette méthode (*Union médicale*, 4 avril 1850). M. Becquerel a aussi cité des cas de guérison (*Bullet. de l'Acad. de Méd.*, t. 15, p. 1097). M. Lautour (*Union médicale*, 3, 6 et 8 janvier 1851) a observé, à Damas, 11 cas de guérison sur 12 par le calomel à doses fractionnées.

M. Grisolles (p. 48) a expérimenté le traitement de M. Serres, et ne lui a pas trouvé d'avantages. La maladie n'a pas avorté, et la mortalité n'a pas diminué.

On comprendra qu'en présence de résultats différents et en aussi petit nombre, il soit impossible de se prononcer.

5° MÉDICATION ANTISEPTIQUE OU ANTIPUTRIDE.

Trois ordres de médicaments sont employés dans cette médication :

A. Les *toniques*, et surtout le *quinquina*, qui convient spécialement quand l'adynamie domine. On le prescrit, sous forme d'extrait, en infusion, décoction ou macération aqueuse ; puis les vins froids, si l'adynamie est médiocre (bourgogne, bordeaux, mêlés aux boissons); les vins du Midi, si l'adynamie est plus considérable et s'accompagne de délire. Ajoutons les lotions vineuses, alcoolisées et camphrées. M. Louis a indiqué les circonstances favorables à l'emploi des toniques : « C'est, dit-il, un pouls calme, puis de moins en moins accéléré ; une diarrhée légère; pas de météorisme » (p. 477, t. 2).

B. Les *stimulants,* qui se trouvent indiqués quand la peau est froide, la réaction insuffisante, la prostration extrême. Ce sont, d'abord, les préparations d'éther, le café, l'acétate d'ammoniaque, la liqueur d'Hoffmann, les eaux distillées aromatiques, le musc, le castoréum, le camphre, l'assa-fœtida; à côté de cela, les révulsifs cutanés, sinapismes, vésicatoires.

c. *Antiseptiques* : Le camphre, le charbon, le quinquina administré en lavements, les chlorures alcalins, les acides minéraux mélangés aux boissons.

Cette médication a eu pour partisans ceux qui ont cru que la fièvre typhoïde était primitivement une maladie putride. Nous citerons Pinel, et surtout Petit et Serres, pour qui les toniques, les stimulants étaient indiqués à toutes les périodes de la maladie (ouv. cité, p. 32). En Allemagne, ce traitement est très-usité (Hufeland, *Méd. prat.*, p. 89). En France, on est bien revenu sur cette médication. M. Andral (*Clinique*, p. 688) a vu succomber 26 malades sur 40 soumis à ce traitement. Sur les 14 qui ont guéri, 3 seulement ont paru devoir leur guérison aux toniques; chez les autres, l'amélioration a été lente, et telle qu'on l'eût obtenue par la méthode expectante. Personne, aujourd'hui, n'emploie, chez nous, la médication tonique comme méthode exclusive. M. Rostan (art. cité) l'emploie dans les cas de grande débilité et dans la convalescence. Il regarde le musc, le castoréum, le camphre, comme des substances inertes (*ibid.*).

On s'accorde à ne pas prescrire, en général, les toniques au début de la maladie. Alors la fièvre est forte, le pouls fréquent, la peau chaude et sèche, et les toniques n'auraient que de mauvais résultats. On les réserve pour la seconde période où apparaissent les symptômes adynamiques ou ataxiques. Dans les cas cependant où la fièvre prendrait, dès le début, une forme adynamique très-marquée, et où la vie semblerait menacée, on ne doit pas hésiter à recourir aux toniques, aux stimulants, qui, dans ces cas, produisent, pour nous servir de l'expression de M. Grisolles, de véritables résurrections (p. 49). En résumé, médication utile quand on sait s'en servir en son temps, ne pouvant constituer une méthode exclusive, mais rendant de grands services dans certains cas particuliers. Nous la retrouverons dans l'étude du traitement des formes. C'est en employant les toniques de la façon que nous venons d'indiquer, que M. Monneret en a retiré de bons résultats (*Gaz. des Hôpit.*, juillet 1859).

Nous plaçons à côté du traitement antiseptique le traitement par les chlorures, basé sur les propriétés désinfectantes de ces sels.

6° TRAITEMENT PAR LES CHLORURES.

M. Bouillaud a proposé le traitement par les chlorures pour remédier à l'altération septique du sang (*Traité des fièvres essentielles*, 1826). Voici la manière de les administrer : — On ajoute dans la tisane 15-20 gouttes de chlorure de sodium, 7-10 gouttes dans les potions, 20-30 gouttes dans les lavements. On en asperge les cataplasmes; on fait des fumigations chlorurées sur les draps; enfin, on en doune des bains (60-120 gr.). M. Chomel a expérimenté ce traitement, qui, après lui avoir paru présenter quelque avantage, a été reconnu par lui aussi peu favorable que les autres traitements spécifiques (p. 509). On a aussi donné les chlorures à haute dose sans que les résultats favorables aient paru appréciables (Réquichot, *Dissertation sur la fièvre typhoïde, avec exposition d'un nouveau traitement appuyé par des observations*). M. Rostan (article cité) dit avoir employé sans succès le traitement par les chlorures.

7° MÉDICATION EMPIRIQUE.

Sous ce titre, nous groupons un certain nombre de méthodes le plus souvent préconisées par leur seul inventeur, soit empiriquement, soit par suite d'une idée particulière qu'il se faisait sur la nature de la maladie. Ainsi, la médication par l'eau de Seltz, proposée par le docteur Clauny et destinée à restituer au sang l'acide carbonique qu'il aurait perdu (*A lecture upon typhus fever*). M. Chomel (p. 457) n'a pas retiré d'avantage de ce traitement.

Le Dr Stevens, croyant à une diminution notable des sels et surtout du chlorure de sodium, conseille l'emploi d'une grande quantité de sels non purgatifs administrée à l'intérieur, et même l'injection, dans les veines, d'une solution salée (*Observations on the healty and diseased properties of the blood*). Nous ne sachions pas qu'on ait expérimenté ce traitement.

On a aussi vanté les boissons acides qui rétabliraient la plasticité du sang; l'alun, les boissons à haute dose (M. Piorry, *Clinique médicale* et *Médecine pratique*). Il n'est pas possible d'apprécier ces médications peu ou point expérimentées.

Eau froide, *intus* et *extrà*, et saignées initiales. M. Leroy, de Béthune, saigne les malades pendant le premier septénaire, en proportionnant les émissions à l'âge, au tempérament, à la constitution; puis il suspend les saignées, et commence la réfrigération continue à l'aide d'un linge trempé dans l'eau froide recouvrant tout le ventre, et renouvelé dès qu'il commence à s'échauffer; l'eau froide pour boisson et trois demi-lavements d'eau simple complètent le traitement. Employé concurremment avec les purgatifs, ce traitement aurait donné 6 morts sur 44 malades. Seul, il aurait procuré 126 guérisons sur 132 malades (*Union médicale*, 28 octobre 1852).

M. Valleix a expérimenté ce traitement (*Union médicale*, 7 novembre 1852), en y ajoutant des lotions d'eau froide. 14 fois sur 25, le traitement a dû être suspendu, la mort étant imminente.

HYDROTHÉRAPIE. — BAINS. — Le traitement hydrothérapique, indiqué par quelques médecins spécialistes (Scoutetten, Schedel) comme pouvant guérir la fièvre typhoïde, n'a pas encore été assez expérimenté pour qu'on puisse le juger. M. Valleix a vu les lotions froides répétées deux fois par jour produire du soulagement sans être suivies d'accidents. Nous verrons, au traitement de la forme ataxique, reparaître l'emploi de l'eau froide. M. Rayer, cité par M. Hervieux, se trouvait bien d'administrer à ses malades des bains simples tous les deux jours après le premier septénaire (*Archive générales*, 7 septembre 1848).

8° MÉDICATION EXPECTANTE.

Cette médication consiste à rester spectateur de la maladie et à lui laisser suivre sa marche naturelle tant qu'il ne se présente pas d'indication spéciale de traitement. N'agit-on pas tous les jours ainsi pour les fièvres éruptives, avec lesquelles la fièvre typhoïde présente tant de ressemblance? Ce n'est pas, comme le dit Valleix (t. 5, p. 500), « supposer que les remèdes n'ont aucune action, » mais c'est croire qu'ils n'agissent favorablement que lorsqu'ils répondent à une véritable indication.

Cette méthode, que nous soutenons, a pour elle l'autorité des anciens et des modernes : Sydenham la recommande dans la période avancée de la maladie (p. 275); Baglivi dit qu'il est peu de maladies où l'expectation soit plus utile (t. 1, p. 71); Bordeu, Laennec avaient la même opinion. Après avoir essayé toutes les méthodes que nous avons précédemment indiquées, M. Andral conclut à l'utilité de l'expectation : « Laisser à la nature, dit-il, par une médecine expectante, assez de force pour qu'elle puisse tendre spontanément à la résolution de la maladie, ce n'est pas la même chose que de déterminer par nos médicaments une réaction artificielle parfois utile, mais souvent aussi sans profit ou nuisible. » (*Clinique*, p. 526.)

L'expectation convient au début de la maladie, quand elle est faible ou de moyenne intensité, et qu'elle suit ses phases régulièrement. Comment, d'ailleurs, agir autrement, quand on doute si on aura à traiter un embarras gastrique, une fièvre bilieuse, éruptive ou typhoïde?

En l'absence d'indication positive, dit M. Cruveilhier, la médecine expectante est la seule rationnelle (*Anat. pathol.*, t. 1, l. 8, p. 13, 14, 15). Dance, après avoir passé en revue les diverses méthodes de traitement, conseille l'expectation (*Archives générales*, t. 24 et 25, 1830 et 1831). M. Chomel (ouv. cité) donne au début des boissons acidules et des lavements. M. Rostan (ouv. cité) recommande l'expectation. Il en est de même de M. Trousseau (*Clinique*, p. 181). Graves (t. 1, p. 350) insiste sur la nécessité de l'expectation dans les maladies de longue durée. — On voit qu'en recommandant cette méthode, nous ne nous trouvons pas en trop mauvaise compagnie. Mais, nous le répétons pour ceux qui ont bien voulu prendre le change sur la valeur qu'on attache au mot expectation, l'expectation n'est pas l'inaction. — Pas un des illustres médecins que nous venons de citer ne se condamnerait à ne rien faire en présence d'une maladie si féconde en complications. L'expectation telle qu'ils l'ont conseillée et telle que nous la comprenons n'est autre chose, qu'on nous passe l'expression, qu'une surveillance armée. Toujours en éveil, le médecin doit savoir parer à tous les incidents qui peuvent survenir. Aussi la méthode expectante doit-elle se compléter par l'ensemble des moyens dont on peut avoir à user dans la fièvre typhoïde. Ces moyens ont été groupés sous le titre de Médication rationnelle.

M. Hérard (art. cité) se montre partisan de la méthode expectante unie à la méthode rationnelle. Cette dernière est aussi employée par MM. Monneret (art. cité), Piorry (*Gaz. Hôpit.*, 8 mars 1860).

9° MÉDICATION RATIONNELLE.

Cette méthode, employée aujourd'hui par tous les esprits véritablement pratiques et consciencieux, consiste à emprunter à chaque médication ce qu'elle peut avoir de bon, afin de s'en servir pour répondre aux diverses indications. — A part quelques esprits systématiques, on ne traite plus exclusivement la fièvre typhoïde par les saignées, les toniques, les désinfectants, les purgatifs même, quoique ceux-ci aient paru donner les meilleurs résultats. Ces méthodes toutes faites ne laissaient plus la place à ce qu'on a appelé avec raison le *tact médical*. Il était temps de ne plus faire des traitements toujours identiques, par le fait seul que les maladies portaient le même nom. On comprend que chaque cas demande, dans la pratique, des modifications que peut seul apprécier le médecin qui traite. Aussi, pour exposer la médication rationnelle, faut-il s'en tenir aux moyens qui conviennent à la majorité des cas, sans avoir la prétention de les prévoir tous.

Nous allons passer successivement en revue les symptômes principaux, les formes et les complications de la maladie. Nous indiquerons les moyens le plus généralement employés pour remplir les indications dont ils sont la source. Nous n'avons, d'ailleurs, à nous arrêter que sur quelques-uns de ces moyens donnant lieu à des réflexions spéciales, la plupart ayant eu leur place dans les diverses médications que nous avons signalées déjà. Nous commencerons par un mot sur l'hygiène et la prophylaxie de la maladie.

1° *Hygiène et prophylaxie*.

Quelle que soit l'idée qu'on se forme de l'origine de la fièvre typhoïde, qu'on la considère comme produite par contagion ou par infection, on doit, surtout lorsqu'elle est épidémique, prendre un ensemble de précautions que nous allons résumer :

Prévenir, autant que possible, tout rassemblement de malades; disséminer ceux qui se trouvent dans le même lieu ; éloigner les personnes qui n'ont pas été atteintes, surtout si elles sont jeunes et n'ont jamais eu la fièvre typhoïde. Ces précautions s'appliquent particulièrement aux établissements publics, dans lesquels se trouvent réunies un grand nombre de personnes (pensions, hôpitaux, prisons, etc., etc.). De même, pour éviter l'encombrement, laisser libre le passage entre les lits lorsqu'il y a plusieurs malades dans la même pièce, ouvrir les fenêtres pour renouveler l'air, ne pas placer des lits dans des alcôves, supprimer les rideaux (Chomel, p. 467).

Entourer les malades de soins de propreté : renouveler souvent et exposer à l'air et au soleil le linge, les draps, les matelas, les couvertures; enlever la literie souillée par l'urine ou les fèces. Tous ces soins préviennent les eschares. Si la peau est rougie, y faire des lotions toniques et un peu astringentes.

2° Traitement des principaux symptômes.

A. *Soif.* — Les tisanes sont surtout destinées à calmer la soif. On comprendra que nous n'ayons pas à en faire la désignation complète. Nous nous bornerons à dire qu'on emploie, suivant l'indication qui semble prédominer, les boissons acidules, mucilagineuses, gommo-sucrées, pectorales, sucrées, féculentes, amères, aromatiques. Quoique le choix soit à peu près indifférent, on préférera les acidules quand la bouche est sèche, les pectorales chaudes quand le malade tousse, les féculentes quand la diarrhée est forte, etc., etc. — La quantité se proportionne à la soif, à l'intensité de la fièvre.

B. *Vomissements.* — Au début, on emploie les boissons froides acidules gazeuses. Si le symptôme persiste, on le combat avec le bismuth, l'opium, les vésicatoires à l'épigastre, le bain tiède. Les sangsues ou les ventouses et les cataplasmes ne seraient indiqués que s'il y avait une vive douleur à l'épigastre qui pût faire croire à une inflammation.

C. *Douleur abdominale.* — Si elle est très-vive et persistante, on emploie les cataplasmes émollients ou féculents, arrosés d'huile d'amande douce, de laudanum, de décoctions narcotiques. On peut employer aussi la laine trempée dans diverses décoctions et recouverte de toile cirée. Des bains tièdes peuvent être utiles si on ne craint pas d'affaiblir ou de refroidir le malade. Les lavements sont aussi indiqués pour entraîner les matières contenues dans l'intestin, prévenir l'irritation qu'elles produisent et les accidents de résorption. Ils peuvent aussi diminuer la diarrhée, faire cesser le météorisme ou les gargouillements. Mais on doit préférer aux lavements les purgatifs, sur l'administration desquels nous nous sommes longuement expliqué. — Les lavements sont émollients, calmants (laudanum, décoction de pavots); antiputrides (quinquina, chlorures alcalins): ces derniers sont surtout destinés à combattre l'adynamie. On ne donne, en général, pas plus de deux lavements par jour.

D. *Météorisme.* — Ce symptôme très-fatigant, qui gêne la respiration, et peut avoir des suites graves, puisqu'on lui attribue de l'influence sur la production des perforations, cède difficilement. On emploie, pour le combattre, les purgatifs, les frictions avec l'huile d'anis ou de camomille camphrée, les lavements de camomille, d'eau vinaigrée froide ou additionnés de laudanum, camphre, musc, assa-fœtida ou purgatifs. L'application de glace sur l'abdomen est regardée comme dangereuse par M. Grisolles (p. 52). Mentionnons l'introduction d'une sonde dans le rectum. Quant à la ponction abdominale, il faut en repousser absolument l'emploi.

E. *Diarrhée.* — Contre ce symptôme, lorsqu'il est trop prononcé, on se sert des purgatifs et des lavements émollients. Contre la diarrhée tardive (3e et 4e septénaires), qui suppose des altérations du gros intestin, on se sert de lavements amidonnés, laudanisés, astringents (alun, ratanhia), chlorurés. S'il y avait de vives douleurs, ou la crainte d'une perforation, les lavements astringents seraient contre-indiqués. Contre presque tous les symptômes abdominaux, Neumann a conseillé une série de vésicatoires volants sur la fosse iliaque droite (sur les ulcérations des intestins dans les fièvres typhoïdes, *Journal des progrès des sciences médicales*, t. 5, p. 117). Cette pratique n'a plus de partisans. MM. Lombard et Fauconnet (mém. cité) se sont bien trouvés, contre la diarrhée, de l'application continuée six ou huit heures d'un cataplasme sinapisé sur le ventre. M. Trousseau (*Clinique*, p. 182) commence par donner à plusieurs reprises, surtout s'il y a du météorisme, 25 à 30 gr. de sulfate de soude.

En cas d'insuccès, il donne les absorbants (bismuth et craie préparée, jusqu'à 4 gr. de chacun), la poudre de colombo, et, enfin, les pilules de nitrate d'argent. Quand la diarrhée persiste dans la convalescence, Aran se trouvait bien du bismuth (sous-nitrate) à haute dose, qu'employa le premier M. Monneret (*Bull. de Thérapeut.*, 15 avril 1851).

F. *Constipation.* — Quand ce symptôme existe, ce qui est rare, M. Trousseau donne d'abord l'huile de ricin, puis le calomel associé d'abord à la poudre de jalap, ensuite à l'infusion de sené (*Clinique*, p. 183).

G. *Pouls.* — La force et la fréquence du pouls sont un des symptômes qui contribuent à indiquer la saignée. — Au contraire, quand le pouls est petit, dépressible, il indique l'adynamie, et concourt à l'indication des toniques et des excitants. Son irrégularité, enfin, est un symptôme d'ataxie, et contribue à indiquer les antispasmodiques.

H. *Épistaxis.* — Quand cette hémorrhagie est assez abondante, ce qui est rare, pour qu'on doive l'arrêter, elle cède aux moyens ordinairement employés contre elle (réfrigérants, astringents, ligature, élévation des membres, tamponnement).

I. Contre *la chaleur et la sécheresse de la peau,* on emploie avec avantage les bains tièdes plus ou moins répétés suivant leurs effets. Ils produisent en même temps une sédation générale qui favorise le sommeil.

K. *Les sueurs abondantes* cèdent souvent aux préparations de quinquina. Il en est de même de la sécheresse de la langue.

L. *La rétention d'urine,* qui est très-fréquente, réclame le cathétérisme.

M. *Eschares.* — Si, malgré les lotions toniques, le changement fréquent de position, l'emploi de coussins en caoutchouc, on n'a pu prévenir la formation des eschares ou en favoriser la chute par des applications de corps gras, on lave avec du vin aromatique, on saupoudre avec du quinquina, du charbon. Quand l'eschare est tombée, on favorise la cicatrisation par les moyens ordinaires.

2° *Traitement des formes, espèces, variétés.*

A. *Forme adynamique.* — C'est ici que la médication tonique et excitante trouve surtout son application. On fait prédominer les toniques ou les stimulants, suivant qu'on a pour but principal de tonifier ou de relever l'organisme. En tête des médicaments à administrer, se place le quinquina, qu'on donne, soit à l'intérieur, soit en lavements, pour combattre les symptômes de putridité si fréquents dans cette forme ; puis le vin, l'éther, l'acétate d'ammoniaque, et aussi quelques médicaments empruntés au traitement de l'ataxie, qui se lie si souvent à l'adynamie. — A l'encontre des médecins qui administrent les toniques dès le début, les croyant propres à combattre l'essence même de la maladie, nous croyons qu'il ne faut les donner le plus souvent que lors de l'apparition des symptômes d'adynamie, au second septénaire. Ce n'est que dans les cas rares où la maladie débute manifestement par l'adynamie qu'on est autorisé à agir autrement. Dans cette forme aussi, l'alimentation des malades joue un grand rôle. Nous nous bornerons ici à cette indication, renvoyant les détails à l'article particulier où nous traiterons de l'alimentation dans la fièvre typhoïde.

Quand l'adynamie persiste et augmente malgré l'emploi des moyens précédents, l'indication se présente de recourir aux agents externes destinés à la combattre. Ce sont les pédiluves irritants, les sinapismes, les vésicatoires. Un mot de l'emploi de ce dernier moyen, sur l'efficacité duquel les opinions sont très-divisées. — C'est surtout contre le coma qu'on a fait longtemps usage des vésicatoires aux membres inférieurs. M. Cruveilhier n'a eu qu'à s'en louer (*Anat. pathol.*, 1. 7, p. 14). M. Louis ne leur trouve que des inconvénients : ils font inutilement souffrir le malade, les plaies qu'ils provoquent s'ulcèrent ou se transforment en eschares (t. 2, p. 483). M. Chomel ne se prononce pas (p. 495). M. Rostan dit s'en être bien trouvé (art. cité). MM. Grisolles (p. 53), Valleix (p. 500) se prononcent contre les vésicatoires. — Il est certain qu'on a aujourd'hui de la tendance à les mettre de côté ; mais nous ne croyons pas la question encore suffisamment éclairée.

Tout dernièrement (*Clinique,* p. 167), M. Trousseau a préconisé les bains sinapisés d'un quart d'heure ou plus, renouvelés toutes les vingt-quatre heures, jusqu'à cessation du coma. C'est un moyen qui mérite qu'on l'expérimente.

B. *Forme ataxique.* — On a vanté ici les saignées locales à l'aide des sangsues placées derrière les oreilles, précédées quelquefois d'une saignée générale. M. Grisolles (p. 53) croit utile de saigner, mais avec prudence, quand la fièvre est vive, le pouls large et dur. Quant aux saignées locales, on s'accorde à les regarder comme peu efficaces, ce qui pouvait se prévoir, puisque le cerveau et les méninges ne sont pas le plus souvent enflammés. Les purgatifs ont été, dit-on, employés avec succès ; ce n'est pas l'opinion de M. Grisolles (p. 52). Graves, de Dublin (*Clinique*, t. 1), s'est bien trouvé de l'émétique à haute dose, d'après la méthode rasorienne. Le vésicatoire à la nuque est aujourd'hui généralement mis de côté, peut-être à tort. Nous nous rappelons un cas de scarlatine maligne avec délire violent et symptômes typhiques nombreux, dans lequel il nous fut d'une incontestable utilité.

. L'opium, administré par M. Louis à la dose de 30 gr. de sirop, lui a paru avoir de bons effets (t. 1, p. 453); Valleix (p. 498) partage cette opinion, ainsi que M. Grisolles (p. 54). Bretonneau et M. Trousseau blâment cette pratique (M. Grisolles, p. 53).

Les applications de compresses d'eau froide et même de glace sur la tête n'ont pas paru avantageuses à M. Louis (p. 485). Les dix malades qu'il y a soumis sont morts, et trois fois seulement il a paru y avoir quelque amélioration dans les symptômes nerveux. M. Grisolles paraîtrait plus favorable à l'emploi de ce moyen (p. 53).

Les affusions froides, préconisées au siècle dernier par Hahn, Currie, et, plus près de nous, par Récamier, le Portugais Gomez, Horn de Berlin, le professeur Frœhlich de Vienne, sont employées souvent par M. Trousseau (*Clinique*, p. 168), Nous ne croyons pas nécessaire d'indiquer la manière d'administrer ces affusions ; elle est généralement connue, et se trouve d'ailleurs tout au long dans la *Clinique* de M. Trousseau. Chomel dit que ces affusions modèrent la chaleur, donnent de la souplesse à la peau, activent la transpiration cutanée (p. 263). M. Grisolles rejette ce moyen (p. 53); il préfère les lotions d'eau froide ou vinaigrée, les bains, que nous avons déjà signalés (V. Médication empirique), et que M. Trousseau emploie à défaut d'irrigations. M. Hérard (art. cité) se loue de l'emploi des affusions froides.

Tout en se servant quelquefois des moyens que nous venons de signaler, presque tous les médecins se bornent, dans la forme ataxique, à prescrire les antispasmodiques, éther, musc, camphre en potion ou en lavement. Nous avouons n'avoir pas une très-grande confiance dans ces moyens qu'on administre par habitude, et qui seraient peut-être mieux placés comme adjuvants à côté des moyens plus actifs que nous avons indiqués d'abord.

c. *Forme sidérante.* — Ici il faut faire surtout la médecine des symptômes. On a à combattre un danger imminent, et il faut s'adresser aux toniques, aux stimulants, aux antispasmodiques, aux révulsifs, suivant les symptômes qui paraissent menacer le plus immédiatement la vie.

D. *Forme pectorale.* — Ce n'est pas tant ici aux symptômes locaux qu'il faut parer qu'à l'état général dont ils sont la manifestation. Aussi aura-t-on bien rarement recours aux saignées, qui ne devront être faites qu'en présence d'indications impérieuses. Ce seront surtout la position demi-assise, les toniques, les excitants, qui devront faire la base du traitement. — Cependant, si la congestion est intense, il y aura indication de prescrire l'ipéca, le kermès, et d'appliquer sur les côtés des vésicatoires volants (Grisolles, p. 54). M. Trousseau substitue à ce dernier moyen, qui ouvre la porte à la gangrène, des lotions avec la teinture d'iode (*Clinique*, p. 182).

M. Béhier a dernièrement préconisé les ventouses sèches à haute dose. M. Hérard (art. cité) leur attribue de très-bons effets, tout en ajoutant qu'à certaines époques de l'année il faut être circonspect dans leur emploi, parce qu'elles obligent à découvrir le malade.

E. *Forme inflammatoire.* — M. Chomel veut qu'on fasse une ou deux saignées au début, et qu'on combatte les congestions locales par une ou deux applications de sangsues; puis, qu'on s'arrête à cause de l'adynamie qui va survenir (p. 470). Il est à se demander s'il n'est pas nuisible d'employer cette méthode, même dans la forme inflammatoire. — Nous avons démontré ailleurs que cette forme a été mal nommée, qu'elle n'est pas le résultat d'une inflammation, mais d'une pléthore. Or, à moins d'indication spéciale, on ne saigne pas un sujet pléthorique qui va avoir une variole, une scarlatine. — Remarquons, de plus, que le malade est sous le coup d'une maladie longue, essentiellement adynamiqué, et que la saignée viendrait, de l'aveu de tous, augmenter cette tendance à l'adynamie. Ces considérations nous semblent justifier cette pratique, que nous préférons, de rester en observation jusqu'à ce que l'augmentation de la réaction fébrile ou une congestion locale trop violente indique évidemment les émissions sanguines. Saigner dans tous les cas, c'est faire subir au malade un dommage certain en vue d'un danger qui peut ne pas survenir, et qu'on sera d'ailleurs à temps de combattre s'il survient. M. Grisolles, qui reconnaît comme nous que la forme inflammatoire est celle qui permet d'employer le plus largement les émissions sanguines (p. 47), ajoute plus loin qu'il vaut mieux tirer moins de sang qu'il ne convient, que de pécher par excès contraire. — Loin donc de débuter toujours dans la forme inflammatoire par des émissions sanguines, il convient de ne les employer que lorsqu'il y a indication précise.

F. *Forme arthritique.* — Signalée par M. Bazin, observée par M. Forget et par M. Littré, cette forme se distingue seulement par des douleurs articulaires qu'on combat à l'aide d'émissions sanguines locales, de liniments narcotiques, de vésicatoires morphinés (Bazin, Th. citée, p. 28).

G. *Forme abdominale.* — 1° La forme muqueuse réclame l'emploi d'un émétique au début. Si la langue reste sale malgré cela, on donne l'eau de Sedlitz ou l'huile de ricin. Comme tisane, les acidules, les aromatiques, les amers; ceux-ci stimulent les fonctions digestives. C'est dans ces cas que M. Trousseau emploie le quassia-amara, le quinquina en décoction, la noix vomique (*Clinique*, p. 183). — 2° La forme bilieuse ne réclame aucun traitement (Chomel, p. 472); M. Trousseau débute dans ce cas par 3 gr. de poudre d'ipéca, qui modifie l'état saburral et la diarrhée (p. 182).

H. *Forme rémittente.* — C'est ici que nous allons trouver l'indication formelle du sulfate de quinine. Il y a, en effet, de véritables exacerbations, des accès complets ou incomplets, réguliers ou non, et, très-souvent, de l'hypertrophie de la rate. Le sulfate de quinine se donne à la dose de 1 gr. 50 à 2 gr., dans une potion, pendant la rémission, si l'accès est peu intense; n'importe à quel moment, si l'accès est très-intense, comme pernicieux, et semble menacer la vie. M. Andral (*Clinique*, p. 594) a rencontré deux de ces cas. Dans l'un, le malade guérit. M. Champeaux a rassemblé un certain nombre d'observations qui prouvent l'efficacité du sulfate de quinine. Il indique bien que le sel n'agit que sur les paroxysmes, et, ceux-ci enlevés, la maladie suit sa marche bénigne et régulière (*Des indications du sulfate de quinine dans la fièvre typhoïde*, Th. de Paris, 1846, n° 97, p. 46). Dans une communication toute récente (octobre 1863) faite par M. Pécholier, de Montpellier, à l'Académie des Sciences, ce médecin a tiré de ses recherches cliniques des conclusions identiques (*Gaz. Hôpit.*, 6 octobre 1863). M. Rostan (art. cité) n'emploie aussi le sulfate de quinine que pour combattre les symptômes intermittents.

i. *Fièvre typhoïde chez les enfants.* — Les moyens employés sont les mêmes que chez l'adulte ; mais ils ont donné lieu à quelques remarques particulières.

Les émissions sanguines générales sont nuisibles chez les enfants (Taupin, *loc. cit.*, p. 15). MM. Rilliet et Barthez s'accordent avec cet auteur pour reconnaître que, dans le jeune âge, les pertes de sang aggravent les symptômes nerveux, et, en débilitant, favorisent les complications. Aussi n'aura-t-on recours qu'aux émissions sanguines locales chez les enfants robustes, et quand la maladie n'aura pas atteint le dixième jour. On pourra alors mettre des sangsues aux apophyses mastoïdes pour combattre le délire, sur le ventre pour combattre la douleur abdominale ; 4 à 6 avant cinq ans, 6-15 plus tard ; enfin on ne devra les laisser couler qu'une heure.

Le sulfate de quinine a été peu salutaire entre les mains de MM. Rilliet et Barthez. Les mêmes auteurs conseillent de s'abstenir des purgatifs. D'après eux, ils ne modifient aucun symptôme, n'influent ni sur la durée ni sur la terminaison de la maladie, et peuvent même, si on les répète, provoquer l'inflammation intestinale (*loc. cit.*, p. 410, et *Archives générales*, t. 11, p 187, 1841). M. Taupin, au contraire (p. 15), conseille de purger abondamment les enfants, du début à la fin de la maladie. On voit donc que la question est loin d'être jugée.

Les autres médications n'ont donné lieu, chez les enfants, à aucune remarque particulière.

3º *Traitement des complications.*

A. *Perforation intestinale.* — La médication employée lorsqu'il survient des signes de perforation intestinale est celle qui a paru réussir quelquefois entre les mains des médecins anglais. Elle consiste à placer les malades dans une immobilité absolue, à les priver absolument de boissons, ne leur donnant, pour étancher leur soif, que quelques tranches d'orange et de la glace ; enfin à leur administrer l'opium à haute dose, une pilule de 7 centigrammes toutes les heures, jusqu'à effet narcotique. On a pu donner jusqu'à 2 grammes d'extrait thébaïque sans amener même de la somnolence. Les docteurs Stokes et Graves de Dublin se sont bien trouvés de cette médication (*Gaz. méd.* 1835, p. 166). Le docteur Griffin aurait eu aussi un succès (*ibid.*, p. 184). MM. Chomel et Louis ont guéri deux malades (Louis, t. 2, p. 451). Mais, en présence d'une si terrible complication, il ne faut pas se faire trop d'illusion et ne pas compter sur la guérison. Si la douleur abdominale était par trop vive, on pourrait placer quelques sangsues sur le ventre (Grisolles, p. 53).

B. *Hémorrhagie intestinale*. — Graves (*Clinique*, t. 1, p. 175) professe l'opinion que cette complication peut quelquefois constituer une crise salutaire. Il conseille de ne chercher à l'arrêter que si, par son abondance, elle devient une source de dangers. M. Trousseau (*Clinique*) incline vers la même pratique. — Quand on croit devoir arrêter l'hémorrhagie, ce sont les préparations astringentes qui sont indiquées : la limonade sulfurique, l'eau de Rabel, la ratanhia, en extrait ou en sirop, les lavements froids, les applications froides sur le ventre (Grisolles, p. 54; Trousseau, p. 155). M. Rostan (art. cité) s'est bien trouvé des préparations d'opium. — Graves dit s'être bien trouvé de l'essence de térébenthine à haute dose (*Clinique*, t. 1, p. 175). L'expérience ne s'est pas encore prononcée sur l'efficacité de cette préparation.

C. *Pneumonie*. — Cette complication survenant presque toujours à une époque avancée de la maladie, on ne peut que très-rarement avoir recours aux saignées générales, et, si on le fait, on ne doit s'en servir qu'avec une prudence extrême, et même préférer presque toujours les saignées locales. Les révulsifs seront préférés sous forme de larges vésicatoires sur la poitrine. On y ajoutera les antimoniaux, le kermès, l'émétique même, s'il n'y a pas de contre-indication du côté de l'intestin. Mais les médicaments internes qui seront le plus utiles seront les toniques, les excitants, qui combattront la prostration, source des plus graves dangers à cette époque de la maladie. M. Grisolles (*Traité de la Pneumonie*, p. 730) a prouvé l'utilité de ces remèdes.

Les autres complications de la fièvre typhoïde, entérite, colite, parotides, néphrite, ulcération de l'épiglotte, du larynx, abcès iliaques, phthisie, gangrène spontanée, sont infiniment plus rares que celles dont nous venons de parler, et ne doivent pas nous occuper ici, puisque leur traitement est le même que celui que l'on emploie contre ces maladies survenant en dehors de la fièvre typhoïde. Mais une considération doit être toujours présente à l'esprit du médecin, c'est l'adynamie qu'a imprimée à tout l'organisme la maladie principale. De là l'indication essentielle d'être sobre sur les débilitants, et d'insister, au contraire, sur les toniques et les reconstituants.

4° *Traitement de la convalescence.*

Il est un certain nombre de moyens qu'on emploie avec avantage dans la convalescence de la fièvre typhoïde. Ce sont : les bains, les lotions toniques, le changement d'air, le séjour de la campagne, les toniques à l'intérieur, enfin le traitement de l'état moral du malade, qui consiste à le distraire, à l'encourager, à le rassurer sur sa santé. M. Delarroque a insisté avec raison sur cette partie essentielle du traitement (mém. cité, p. 165) que M. Hérard (art. cité) regarde aussi comme très-importante.

Mais il est une question qui domine ici toutes les autres, c'est celle de l'alimentation. Nous terminerons notre travail en exposant les considérations auxquelles a donné lieu cette partie du traitement de la fièvre typhoïde. Nous indiquerons, en même temps, les règles que doit suivre le médecin, à cet égard, pendant tout le cours de la fièvre typhoïde. Pour être la dernière qui nous occupera, cette question n'en sera pas moins une des plus importantes et des plus pratiquèment utiles que présente l'étude de la fièvre typhoïde.

DE L'ALIMENTATION DANS LA FIÈVRE TYPHOÏDE.

Quels soins et quelle opportunité y aurait-il à suivre pour administrer les substances alimentaires?

La question de l'alimentation dans la fièvre typhoïde est relativement toute nouvelle.

Tant que régna l'école physiologique, on ne mit pas en doute la nécessité de la diète absolue. On avait à combattre une maladie inflammatoire, la privation d'aliments faisait partie intégrante de la médication antiphlogistique. Nous verrons qu'aujourd'hui M. Forget, qui regarde cependant la maladie comme inflammatoire, arrive, après avoir beaucoup crié contre l'alimentation, à en user lui-même. Quoi qu'il en soit, on était tellement imbu de l'idée que la diète absolue était une indication capitale à remplir, que Louis, Chomel, qui cependant ne regardaient pas la maladie comme inflammatoire, ne cessaient la diète qu'au moment de la convalescence. Quant à M. Bouillaud , logique avec sa théorie, il regardait la possibilité d'alimenter les malades comme un des signes mêmes de la convalescence (*Clinique*, t. 1, p. 278). Mais l'observation des faits devait donner un démenti à ces principes, basés sur des théories fausses. Dès 1843, Graves de Dublin, dans la première édition de son ouvrage publié en anglais, signalait les inconvénients de la diète dans les fièvres de longue durée. Tout en ne déniant pas à ce médecin éminent l'honneur de la priorité auquel il a droit, il faut reconnaître que son ouvrage, publié dans une langue étrangère, n'est devenu vulgaire en France que depuis la remarquable traduction de M. le Dr Jaccoud (1862); et, lorsqu'en 1857, la Société médicale des Hôpitaux proclamait la nécessité d'alimenter les malades atteints de la fièvre typhoïde, elle n'en avait pas moins l'honneur de l'initiative. C'est dans le sein de cette Société que s'est élevée, chez nous, la première protestation contre les abus de la diète. Nous commencerons donc par faire connaître la discussion à laquelle a donné lieu cette question parmi les membres de là Société des Hôpitaux (*Gaz. Hôpit.*, 1857).

A propos d'une communication sur une épidémie de fièvre typhoïde, faite par M. Hervieux, M. Barth crut devoir insister sur les inconvénients de soumettre à une diète absolue les malades atteints de fièvre typhoïde. Quand on veut ensuite, lors de la convalescence, commencer à alimenter, la digestion ne peut plus se faire. — Après lui, M. Trousseau présenta des observations dans le même sens; il insista pour qu'on alimentât les malades dès le début de la maladie, afin de ne pas les laisser affaiblir et de pouvoir se montrer plus tard, sans inconvénients, sévère sur le régime, quand on craint que l'alimentation trop abondante produise des accidents.

M. Blache veut aussi qu'on alimente les enfants dès le début, même s'ils ont une forte fièvre. L'alimentation lui paraît contribuer à la faire tomber dès le lendemain. Il conseille d'aller même jusqu'à les forcer à prendre une nourriture légère.

M. Barthez a constaté qu'une alimentation précoce chez les enfants atteints de fièvre typhoïde prévient la fringale dans la convalescence, et permet alors d'éviter les accidents en graduant la nourriture. — M. Aran veut qu'on alimente le malade dès le début. Il cite l'exemple de Stock, en Allemagne; de M. Benett, en Angleterre; de M. Gendrin et de lui-même, à Paris. Cette méthode lui paraît rendre la convalescence plus rapide et diminuer la mortalité.

M. Behier partage le même avis.

M. Cahen s'appuie, pour démontrer la nécessité de l'alimentation, sur les expériences de Chossat, qui prouvent qu'une abstinence complète fait perdre au corps, en vingt-quatre heures, 42 millièmes de son poids, et que la mort arrive quand la perte totale égale les 4/10mes du poids primitif. Or, la maigreur extrême dans la fièvre typhoïde annonce une déperdition qui est peut-être autant la cause de la mort que la maladie elle-même. Le seul moyen de prévenir cette déperdition, c'est de donner une alimentation convenable.

Jusqu'ici, tout le monde est d'accord sur la nécessité d'abolir la diète et de nourrir les malades dès le début de la maladie. Mais maintenant va survenir une dissidence, non pas sur l'indication d'alimenter, que tout le monde reconnaît, mais sur l'époque où il convient de commencer l'alimentation. Déjà M. Barth avait indiqué que l'alimentation, donnée trop tôt, produit des accidents, et avait conseillé d'alimenter seulement au huitième jour. M. Bouchut est d'avis qu'il ne faut alimenter que lorsqu'apparaissent des signes d'adynamie ou les taches lenticulaires, c'est-à-dire vers le septième ou huitième jour : jusque-là, les boissons délayantes suffisent. M. Legendre se prononce aussi contre l'alimentation précoce. M. Legroux soutient plus énergiquement encore cette opinion. Il croit que l'alimentation donnée au début aggrave tous les symptômes; elle augmente la soif, la fièvre, la céphalalgie, la douleur épigastrique. Il faut attendre que la fièvre tombe, que la langue soit moins chargée, qu'il y ait moins de dégoût pour les aliments, ce qui arrive à la fin du premier septénaire ou au commencement du second. — Tel est le résumé de la discussion qui eut lieu à la Société des Hôpitaux.

En recevant le compte-rendu de cette discussion, la Société de Médecine pratique souleva la question dans son sein (*Gaz. Hôp.*, 1858). M. Terrier, rapporteur, se rangea à l'opinion de M. Legroux, en ajoutant à ses arguments contre l'alimentation précoce, que les malades ont souvent au début une répugnance marquée pour les aliments, et les rendent même sans qu'ils aient été digérés.

MM. Duhamel et Archambault se prononcent aussi contre l'alimentation au début.

En résumé, de cette première phase de la discussion il était résulté que, si tout le monde était d'accord pour proscrire la diète absolue et recommander l'alimentation, les uns voulaient la commencer dès le début de la maladie, d'autres seulement au second septénaire.

Depuis 1857, de nombreux travaux, signés des noms le plus autorisés, ont été faits sur ce sujet. Nous allons les passer en revue.

M. Monneret (*Gaz. Hôp.*, 1860, p. 105) alimente dès le début. Il reconnaît que les aliments sont quelquefois vomis d'abord, mais en général la tolérance s'établit vite. Il arrive même que, les aliments liquides étant rejetés, les aliments solides passent en petite quantité. Ce système, d'après M. Monneret, produit l'amendement des symptômes, une convalescence plus prompte, plus franche et plus courte. Depuis qu'il l'emploie, il a eu moins à combattre les complications en général, et surtout les hémorrhagies, les gangrènes internes ou externes. — Dans le premier septénaire, l'alimentation paraît seulement servir à neutraliser la maladie et à prévenir l'adynamie. Plus tard, elle rétablit la nutrition, et, amoindrissant les symptômes, contribue à rétablir les forces.

M. Trousseau (*Clinique*) reproduit les opinions qu'il a émises en 1857. Il alimente dès le début, et, quand les malades vomissent, il fait continuer l'alimentation jusqu'à ce que la tolérance s'établisse.

Rappelant les expériences de Chossat, que nous avons déjà citées, il en déduit la nécessité d'une alimentation convenable; mais il s'élève contre l'emploi des aliments solides dès les premiers jours, et insiste sur la nécessité de ne donner au déclin de la fièvre, alors que les ulcérations intestinales ne sont pas encore caractérisées, que de très-légers féculents, pour éviter les perforations tardives; même dans la convalescence franche, il est de ceux qui nourrissent le moins, pour éviter les accidents sur lesquels nous reviendrons. Enfin, pour recommander l'alimentation, il s'appuie de l'autorité de Celse, d'Arétée, de Morton, de Bretonneau, de Graves.

Mais l'opinion personnelle de ce dernier doit aussi nous arrêter un instant. Nous la trouverons dans sa *Clinique*, p. 152.

Après avoir signalé les désastreux effets de l'abstinence, qu'il emprunte à la relation du naufrage de la *Méduse*, le professeur de Dublin conclut que, dans les fièvres de longue durée, il faut dès le début alimenter les malades. Mais il faut le faire avec la plus grande prudence ; et à ce propos il signale, comme M. Trousseau, les accidents de la convalescence dus à un régime trop substantiel.

M. Forget, qui regarde la fièvre typhoïde comme une inflammation, a publié un véritable manifeste, que nous allons résumer, contre les tendances nouvelles (*Gaz. Hôp.*, 1860, p. 283). « La fièvre typhoïde, dit-il, en débutant, n'est pas due au manque d'aliments ; c'est elle qui fait perdre au malade la faculté de se nourrir : ce qui le prouve, c'est sa répulsion pour les aliments. Donc c'est à la maladie elle-même qu'il faut remédier, et non au défaut d'alimentation. La faiblesse, ajoute-t-il, n'est pas non plus due à la diète, puisqu'elle se montre dès le début, alors que le malade s'alimente encore ; de plus, si l'inanition est la cause de la maladie, celle-ci doit cesser dès qu'on alimente le malade, ce qui n'arrive pas ; par contre, tout malade atteint de la fièvre typhoïde et mis à la diète doit aller de plus en plus mal. Enfin, toutes les formes de la fièvre typhoïde ne sont pas dues à la débilité. Ainsi, la forme inflammatoire s'accompagne de surexcitation. Néanmoins, continue M. Forget, il faut nourrir les malades quand l'alimentation est praticable et n'est pas nuisible. Tout le monde sait qu'elle amène quelquefois des rechutes. Tout le monde sait aussi que dans les inflammations graves, surtout dans celles du tube digestif, les aliments sont contre-indiqués. Mais, quand l'inflammation se prolonge et amène la débilité, il faut nourrir le malade autant qu'il peut le supporter sans inconvénients ; — Broussais lui-même a reconnu qu'à une certaine époque l'inflammation n'est plus aggravée par les aliments. — C'est donc une question d'opportunité et de tact médical. — D'ailleurs, dit en terminant M. Forget, donner quelques tasses de lait, de bouillon, des potages légers, n'est pas nourrir les malades. Je ne prive ni de lait ni de bouillon ceux de mes malades que je mets à la diète. »

Il nous semble facile de répondre en quelques mots à M. Forget : 1° Toute la première partie de son argumentation réfute une théorie qui n'existe pas : personne n'a jamais dit que l'inanition produit la fièvre typhoïde, mais on a dit qu'elle agissait dans le même sens que la maladie pour amener la débilitation de l'organisme. 2° Nous avons déjà fait justice, dans une autre partie de ce mémoire, de la prétendue surexcitation qui caractérise la forme dite inflammatoire. 3° Personne ne nie les rechutes dues aux excès de nourriture, mais on les évite en réglant sagement l'alimentation. 4° Nous récusons tout ce qui s'appuie sur la nature inflammatoire de la fièvre typhoïde, que nous n'admettons pas. 5° Enfin, nous nous demandons pourquoi cette longue argumentation, puisque M. Forget arrive à dire qu'il donne autant à manger à ses malades que M. Trousseau, par exemple. C'est donc une dispute de mots; autant aurait valu dire : « Je donne à mes malades identiquement ce que leur donnent la plupart des partisans de l'alimentation; seulement j'appelle mettre à la diète ce qu'ils appellent nourrir. »

Nous avons tenu à exposer tout au long la seule opposition qui se soit produite récemment contre une opinion qui est aujourd'hui celle de tous les médecins. Noue aurions pu nous borner à faire remarquer que M. Forget, après s'être bien débattu, arrive à agir pratiquement absolument comme ses adversaires.

M. Hérard a ouvert ses conférences cliniques en 1861 par une très-bonne leçon sur le sujet qui nous occupe (*Gaz. Hôp.*, 1861). D'après lui, l'alimentation légère n'augmente pas la fièvre ; elle n'amène de rechute que quand elle est trop forte. Les enduits de la langue, l'inappétence sont souvent dus à la diète. Si on nettoie la bouche aux malades et qu'on leur donne des bouillons, quelques jours après ils demandent à manger. M. Hérard l'a observé plusieurs fois.

L'alimentation dans le troisième septénaire ne produit pas de perforations ; elle fait cicatriser les ulcérations, diminue la diarrhée, le météorisme, en stimulant l'intestin et en empêchant la résorption putride. De plus, elle prévient la gangrène ou en amène la guérison. A ce sujet, M. Hérard cite les expériences de Collard de Martigny sur la diminution de la lymphe sous l'influence de la diète, la guérison plus rapide des plaies chez les sujets alimentés, enfin un cas de fièvre typhoïde dans lequel il a vu des eschares considérables au sacrum guéris par l'alimentation seule. En présence de ces faits et du peu de longueur des convalescences chez les sujets alimentés, M. Hérard n'hésite pas à faire manger les malades, même par force. C'est, du reste, aussi la pratique de MM. Monneret, Trousseau, Graves, Blache, Marotte (*Études sur l'inanition, ou effets de l'abstinence prolongée dans les maladies aiguës,* 1857, Paris).

M. Piorry, qui est partisan de l'alimentation et lui reconnaît les mêmes excellents effets que les auteurs cités précédemment, tient au contraire grand compte des sensations des malades. Il les alimente indistinctement dès le début ou plus tard, pourvu que les aliments leur plaisent (*Gaz. Hôp.,* 8 mars 1860). — M. Ramon a exprimé les mêmes idées à la Société de Médecine pratique.

Nous savons maintenant que tous les médecins sont d'accord pour alimenter dans la fièvre typhoïde; nous connaissons les diverses opinions émises sur l'époque où il faut commencer à donner les aliments; voyons les préceptes pratiques qui ont été indiqués quant à la nature et au mode d'administration des substances alimentaires.

Disons une fois pour toutes, avec MM. Trousseau, Piorry, Hérard, etc., etc., qu'aucune règle n'est absolue; qu'on doit toujours avoir égard à l'état de faiblesse du malade, son âge, ses habitudes, son tempérament, la durée présumée de la maladie. — Ce sont des règles de thérapeutique générale qu'il suffit de rappeler. Voyons maintenant quelle est la pratique des principaux médecins.

M. Trousseau donne tous les jours, dès le début, deux potages maigres et quelques cuillerées de bouillon. S'il y a des vomissements, il fait essayer tous les jours des potages gras et maigres, jusqu'à ce que l'estomac tolère les uns ou les autres. Au déclin de la fièvre, vers le troisième septénaire, il s'en tient aux féculents légers, par crainte des perforations tardives.

M. Trousseau est peut-être celui qui a le plus insisté sur les règles à suivre pendant la convalescence. Nous allons brièvement indiquer ce qui a rapport à l'alimentation.

D'une manière générale, ayant nourri ses malades depuis le début, il les alimente relativement peu pendant la convalescence; il évite ainsi les indigestions, qui sont généralement suivies de troubles gastro-intestinaux très-sérieux, ou de péritonites mortelles, ou de rechutes de la maladie. C'est dans la convalescence surtout qu'il résiste aux désirs des malades. Si, malgré ces précautions, il survient une indigestion, si la fièvre reparaît

avec la stupeur, les taches, si, en un mot, il y a une rechute, il
cesse l'alimentation, qu'il remplace par une diète rigoureuse. Il
donne des bains, du bismuth, des boissons féculentes, et il n'alimente de nouveau et avec la plus grande précaution que lorsque
la santé est revenue. Ce sont ces rechutes que Barthez signalait
à la Société des Hôpitaux, et dont Graves cite deux cas suivis de
mort (Trousseau, p. 189). Dans d'autres cas, au contraire, il
survient des troubles gastriques dus à ce que le malade, tenu
trop longtemps à la diète, ne sait plus digérer. Dans ces cas,
signalés aussi par M. Barth à la Société des Hôpitaux (*loc. cit.*),
loin de suspendre les aliments, il faut, au contraire, donner une
nourriture plus tonique : bouillons, potages, viandes rôties en
petite quantité, boissons fermentées, vin vieux, etc. (Trousseau, p. 188).

Il est encore un certain nombre d'accidents de la convalescence qui nécessitent une alimentation tonique. Ce sont l'hébétude, le délire, les paralysies, les hydropisies, l'œdème. — On
comprendra que nous n'ayons qu'à indiquer d'une manière générale ces complications au point de vue de l'alimentation qu'elles
réclament. Une seule remarque générale à faire, c'est qu'il faut
donner avec la plus grande prudence cette alimentation tonique,
pour éviter les indigestions et les accidents graves qui en sont la
suite.

Continuons maintenant à passer en revue la pratique des divers
médecins.

M. Blache donne, dès le début de la maladie chez les enfants,
des féculents légers et, de préférence, de la panade passée ;
mais il se montre très-sévère pour l'alimentation au déclin de la
fièvre.

M. Bouchut, comme nous l'avons vu, ne commence l'alimentation qu'au second septénaire ; il donne alors du bouillon à
ses malades. Il ne leur accorde des potages que vers la fin du
deuxième septénaire, quand la fièvre décline.

M. Legroux, partisan de l'alimentation tardive (deuxième septénaire), n'accorde alors que des bouillons de viande blanche.

M. Monneret donne, dès le début, deux ou trois tasses de
bouillon ; au second septénaire, il accorde trois ou quatre potages et soupes.

MM. Aran, Gendrin, Stock, Bennett alimentent leurs malades
avec du bouillon aussitôt que commence la maladie.

Graves est un de ceux qui a le plus détaillé sa pratique au point de vue diététique. Voici comment il s'y prend :

Les quatre premiers jours, il donne de l'eau d'orge, du petit-lait, puis de la farine de gruau bouillie et sucrée ; au second septénaire, il donne de la panade très-claire. La dose ordinaire est d'une grande cuillerée toutes les trois heures. Au déclin de la fièvre (troisième à quatrième septénaire), il permet de la gelée de viande, du bouillon. Pendant la convalescence, il défend à peu près complètement l'usage des fruits. — D'ailleurs, comme MM. Trousseau et Barthe, il recommande la plus grande surveillance, pour éviter les accidents qu'entraînerait une alimentation mal supportée ; dès qu'on remarque cela, il faut revenir en arrière, sauf à reprendre quelques jours après le régime qui a paru fatiguer le malade. Enfin, il est un précepte que donne Graves, et dont il dit s'être très-bien trouvé, c'est de n'alimenter les malades que pendant les heures où l'on mange à l'état de santé, c'est-à-dire de huit heures du matin à huit heures du soir, par exemple.

Tous les auteurs que nous venons de citer ne donnent à leurs malades que des aliments liquides ; il est un certain nombre de médecins qui préfèrent les aliments solides. Déjà, à la Société médicale des Hôpitaux, M. Guérard avait blâmé la crainte qu'on a des aliments consistants, et cité un cas où le bouillon provoquait des vomissements, qui cessèrent lorsqu'on administra des aliments plus compactes. Dans la même discussion, Aran citait avec éloges la pratique de MM. Stock, Bennett, qui, après quelques jours de bouillon, arrivent vite à l'alimentation solide. — M. Monneret (art. cité) rapporte des cas analogues à celui de M. Guérard. — Enfin, M. Hérard a formulé nettement la nécessité des aliments solides.

Il se base sur les recherches de MM. Chevreuil et Bouchardat pour prouver que le bouillon est un aliment insuffisant, puisque un litre de bouillon ne représente que 15 gr. de matière vraiment nutritive. Pour lui, il donne, dès le début, des potages maigres, des laits de poule, des gelées de viande, et même des aliments plus nourrissants encore. Il s'est bien trouvé de faire sucer des côtelettes même à des malades qui avaient encore de la fièvre. « Souvent, dit-il, les aliments liquides sont moins supportés que les solides, un bouillon moins bien qu'une côtelette.» Il ajoute qu'il faut tâtonner pour arriver à l'alimentation qui convient véritablement. Si aucun aliment n'est supporté, il se trouve bien de la pepsine, qui permet à l'estomac de digérer comme un vase inerte. M. Trousseau (*Clinique*, p. 185) se prononce contre l'alimentation solide dans le cours de la maladie.

Nous venons d'exposer toutes les pièces du procès. Il nous reste à dire notre opinion personnelle sur l'alimentation dans la fièvre typhoïde.

A. Nous optons pour l'alimentation dès le début de la maladie, parce que les objections faites à cette méthode sont toutes théoriques et démenties par les faits. Le seul argument pratique qu'on lui ait opposé, c'est qu'elle provoque des vomissements. Mais nous avons vu les praticiens le plus autorisés, Graves, MM. Trousseau, Aran, Monneret, Hérard, nous dire que ces vomissements font bientôt place à la tolérance, et ne sauraient faire renoncer aux avantages que procure l'alimentation précoce dans une affection longue, et amenant, par sa nature même, une excessive dépression des forces.

B. Quant à la manière d'alimenter, nous n'oserions, en présence des très-graves accidents que produit une alimentation trop substantielle, suivre la pratique de M. Hérard. Nous choisirons, de préférence, la pratique peu compromettante de Graves, qui alimente cependant dès le début, et évite ainsi l'extrême affaiblissement. Nous lui ferions cependant subir une modification. — Graves nous paraît peu tenir compte des perforations tardives, lorsqu'il donne des gelées de viande au déclin de la fièvre. Nous préférerions alors les féculents légers de M. Trousseau, sauf, dans la convalescence confirmée, à revenir aux bouillons, potages, viandes blanches et rôties, légumes frais, vin généreux en petite quantité; le tout accordé très-graduellement, en tenant compte des effets produits et en ayant égard, pendant toute la maladie, à l'âge, au sexe, aux habitudes, au tempérament du malade, ainsi qu'à la gravité, à la durée probable du mal. Toutes ces circonstances, en effet, doivent faire varier la nature, la quantité, le mode d'administration des aliments, dans des limites que le médecin traitant peut seul apprécier d'après la nature des cas.

Nous voici arrivé au terme de notre travail. Nous allons résumer, en trois propositions, nos conclusions sur les trois points principaux qu'il comprenait :

1º NATURE : La fièvre typhoïde est une fièvre essentielle. Si on recherche la place qu'elle doit occuper dans le cadre nosologique, on remarque que les fièvres dites éruptives sont les maladies dont elle se rapproche le plus.

2º CAUSES : Les seules causes vraiment efficientes de la fièvre typhoïde sont la contagion et l'infection. Elle réclame donc les mêmes précautions hygiéniques et prophylactiques que les maladies contagieuses et infectieuses.

3º TRAITEMENT : De tous les traitements particuliers vantés contre la fièvre typhoïde, les évacuants paraissent le plus utiles. Mais le médecin qui analyse ne s'astreindra jamais à un traitement exclusif; il empruntera aux diverses médications les moyens les plus propres à remplir les indications qui se présentent, suivant les cas.

L'alimentation bien dirigée constitue un indispensable auxiliaire du traitement.

OUVRAGES CITÉS DANS LE PRÉCÉDENT MÉMOIRE

ANDRAL : Clinique médicale.

ANDRAL : Hématologie.

ANDRAL : Rapport sur le traitement de la fièvre typhoïde par les purgatifs, — *Académie de Médecine*, mai 1837.

ANDRAL et GAVARRET : Recherches sur quelques modifications de proportions de quelques principes du sang.

ARAN : Emploi du sous-nitrate de bismuth dans la fièvre typhoïde, — in *Bulletin de Thérapeutique*, 15 avril 1851.

ARAN : Émissions sanguines dans la fièvre typhoïde, — in *Gazette des Hôpitaux*, 1859, p. 93.

BROUSSAIS : Examen des doctrines médicales.

BROUSSAIS : Pathologie et thérapeutique générales.

BORDEU : Œuvres complètes.

BARRIER : Traité pratique des maladies des enfants.

BAGLIVI : *Opera omnia*, édition de Pinel.

BRETONNEAU : Notice sur la contagion de la dothiénentérie, — in *Archives générales*, t. 21, p. 57.

BOTAL : Œuvres complètes.

BOTAL : Du traitement par les saignées.

BERGERET : Récidive de fièvre continue, — in *Gaz. Hôpit.*, 1862, nº 139.

BOUDET : *Bulletin de la Société anatomique*, 1840, p. 398.

BOUDET : *Arch. gén.*, t. 11, 1846, p. 161.

BOUILLAUD : Nosographie médicale.

BOUILLAUD : Clinique médicale de la Charité.

BOUILLAUD : Traité clinique et expérimental des fièvres essentielles.

BAILLOU : Œuvres complètes.

BOSREDON : Considérations sur quelques cas de fièvre typhoïde, — *Académie des Sciences*, 22 février 1858.

BAZIN : Recherches sur les lésions des poumons considérées dans les fièvres dites essentielles.

BRICHETEAU : Fièvre typhoïde chez les jeunes enfants, — *Acad. de Méd.*, 26 octobre 1841.

BRICHETEAU : Sur les caractères, les formes variées et les diverses manières de considérer les fièvres dites typhoïdes, — in *Gazette médico-chirurgicale*, 1846, nº 23.

BEAU : De l'emploi des évacuants dans la fièvre typhoïde, — Th. de Paris, 1836, nᵒ 263.

BOERHAAVE : Aphorismes.

BROCA : Traitement de la fièvre typhoïde par le sulfate de quinine à haute dose, — *Acad. de Méd.*, mai 1840.

BOUCHER DE LA VILLE-JOSSY : Quelques réflexions sur l'action physiolo-gique du sulfate de quinine à haute dose en général, et en particu-lier dans le traitement de la fièvre typhoïde, — Th. de Paris, 1846, nᵒ 22.

BRIQUET : Traité thérapeutique du quinquina.

BRIQUET et BLACHE : *Union médicale*, 3 novembre 1853.

BOUDIN : Études de géographie médicale.

BOUDIN : Études de géologie médicale.

BOUDIN : Nouvelle géologie médicale.

BOUDIN : Lettre sur la loi d'antagonisme, — in *Gazette médicale*, 1843.

BRUNACHE : Recherches sur la phthisie pulmonaire et la fièvre typhoïde, — Th. de Paris, 1844 : *Journal de Médecine*, 1844.

BARTH : Notice topographique et médicale sur la ville d'Hyères.

BARTH : *Gazette hebdomadaire*, octobre 1853.

BARTH et LOUIS : Traitement de la fièvre typhoïde, — in *Presse médi-cale*, janvier 1837.

BECQUEREL : Traitement de la fièvre typhoïde, — in *Acad. de Méd.*, t. 15, p. 1097.

CHIRAC : Traité des fièvres malignes.

CONSTANT : *Gaz. méd.*, 1836, p. 101.

CHARCELLAY : Notice sur la dothiénentérie chez l'enfant nouveau-né, — in *Arch. gén.*, t. 9, série 3ᵉ.

CHOMEL : Leçons de clinique médicale.

CULLEN : *Genera morborum*, Éléments de médecine pratique.

CRUVEILHIER : Anatomie pathologique.

CROZANT : Mémoire sur quatre cas de guérison de phthisie ét sur l'an-tagonisme.

CAMBRELIN : Traitement de la fièvre typhoïde par le mercure, — in *Union médic.*, 4 avril 1850.

CLAUNY : *A lecture upon typhus fever.*

CHAMPEAUX : Des indications du sulfate de quinine dans la fièvre ty-phoïde, — Th. de Paris, 1846, nᵒ 97.

DELARROQUE : Mémoire sur la fièvre typhoïde.

DANTON : Symptômes de l'affection typhoïde à forme bilieuse, — Th. de Paris, 1842, nᵒ 267.

DEHAEN : *Ratio medendi.*

DAVASSE : Des fièvres éphémère et synoque, — Th. de Paris, 1847.

DANCE : Traitement de la fièvre typhoïde, — in *Arch. gén.*, 1830, 1831.

FORGET : Traité de l'entérite folliculeuse.

Forget : Mémoire sur la fréquence de la phthisie relativement aux fièvres intermittentes, — in *Gaz. méd.*, 1843.

Forget : De l'alimentation dans la fièvre typhoïde, — in *Gaz. Hôpit.*, 1860.

Genest : Analyse de l'ouvrage de M. Forget, — in *Gaz. méd.*, 1842.

Grisolles : Traité de pathologie interne.

Grisolles : Traité de la pneumonie.

Gintrac (H.) : Contagion de la fièvre typhoïde, — *Acad. de Méd.*, juillet 1863.

Gaultier de Claubry : Identité du typhus et de la fièvre typhoïde.

Graves : Leçons de clinique médicale.

Gendron : Dothiénentéries observées aux environs de Château-du-Loir, — in *Arch. gén.*, 1829.

Gendron : Recherches sur les épidémies des petites localités, — in *Journal des Connaissances médico-chirurgicales*, 1834.

Guillot (Vath) : Sur la membrane muqueuse du canal digestif, — in *Expérience*, décembre 1837.

Guipon : Traitement de la fièvre typhoïde, — Th. de Paris, 1852.

Gintrac (E.) : Quelques faits relatifs à la coïncidence, dans les mêmes lieux, des fièvres intermittentes et de la phthisie pulmonaire, — in *Gaz. méd.*, 1843.

Genest : Recherches sur la question de savoir s'il existe un antagonisme entre les conditions qui donnent lieu à la production des fièvres intermittentes et celles qui déterminent la diathèse tuberculeuse, — in *Gaz. méd.*, 1843.

Griffin : Traitement des perforations intestinales, — in *Gaz. méd.*, 1835.

Huxham : Essai sur les fièvres.

Hahn : De l'influence sur la production de la phthisie du séjour antérieur et actuel dans les localités marécageuses.

Hufeland : Manuel de médecine pratique.

Hervieux : Des bains dans le traitement de la fièvre typhoïde, — in *Arch. gén.*, septembre 1848.

Hérard : Alimentation dans la fièvre typhoïde, — in *Gaz. hôpit.* 1861.

Jacquot : Recherches sur quelques points de l'histoire de la fièvre typhoïde.

Jacquot : Recherches pour servir à l'histoire de la fièvre typhoïde, — Th. de Montpellier, 1843.

Letalenet : Contagion de la fièvre typhoïde, — *Acad. de Méd.*, 1837.

Lepecq de la Clôture : Observations sur les épidémies.

Lombard et Fauconnet : Études cliniques sur quelques points de la fièvre typhoïde, — in *Gaz. méd.*, 1843.

Leuret : Mémoire sur la dothiénentérie observée à Nancy, — in *Arch. gén.*, 1828.

Louis : Recherches anatomiques, pathologiques et thérapeutiques sur la maladie connue sous le nom de fièvre typhoïde.

Littré : Article *Dothiénentérie* du Dictionnaire de Médecine.

Léonard et Folley : Recherches sur l'état du sang dans les maladies endémiques de l'Algérie.

Lebert : Physiologie pathologique.

Lévy (Michel) : De l'antagonisme, — *Acad. de Méd.*, 6 juin 1843.

Lautour : Traitement de la fièvre typhoïde, — *Union médic.*, janvier 1851.

Leroy de Béthune : Traitement de la fièvre typhoïde, — *Union médic.*, 1852.

Louis : Rapport sur le traitement de la fièvre typhoïde par le sulfate de quinine à haute dose, — *Acad. de Méd.*, 17 janvier 1843.

Mayer : *Bulletin de la Société de Médecine de Besançon*, no 2, 1847.

Marc d'Espine : Notice étiologique sur l'affection typhoïde, — in *Arch. gén.*, 1849.

Monneret et Fleury : *Compendium* de Médecine.

Monneret : Mémoire sur le traitement du rhumatisme articulaire.

Monneret : Médication tonique dans la fièvre typhoïde, — in *Gaz. Hôpit.*, juillet 1859.

Monneret : Alimentation dans la fièvre typhoïde, — in *Gaz. Hôpit.*, 1860.

Martin-Solon : Du sulfate de quinine dans la fièvre typhoïde, — *Acad. de Méd.*, 17 janvier 1843.

Marotte : Études sur l'inanition, ou effets de l'abstinence prolongée dans les maladies aiguës.

Nepple : Essais sur les fièvres intermittentes.

Nepple : Lettres écrites à l'Académie des Sciences.

Neumann : Sur les ulcérations des intestins dans les fièvres typhoïdes.

Piorry : Médecine pratique.

Piorry : De l'alimentation dans la fièvre typhoïde, — in *Gaz. Hôpit.*, 1860.

Piedvache : Recherches sur la contagion de la fièvre typhoïde, et principalement sur les circonstances dans lesquelles elle a lieu, — in *Mémoire Acad. de Méd.*, t. 15, 1850.

Petit et Serres : Traité de la fièvre entéro-mésentérique.

Pinel : Nosographie philosophique.

Prost : Médecine éclairée par l'observation et l'ouverture des corps.

Prus : Fièvre typhoïde chez les vieillards, — in *Gaz. méd.*, 1838.

Pringle : Maladies des armées.

Putégnat : Nouvelles recherches sur le mode de propagation et la nature de la fièvre typhoïde, — in *Gaz. méd.*, t. 6.

Putégnat : Mémoire sur la dothiénentérie, in *Bullet. Acad. de Méd.*, t. 2, p. 853.

Piédagnel : Contagion de la fièvre typhoïde,—*Acad. de Méd.*, mars 1835.

Pereira : Recherches cliniques sur l'emploi du sulfate de quinine à haute dose dans le traitement.de la fièvre typhoïde, — Th. Paris, 1842, n° 27.

Paccoud : *Acad. des Sciences*, 7 août 1843.

Polli (Giovanni) : Des maladies produites par un ferment morbifère et de leur traitement, — in *lo Sperimentale di Firenze.*

Péroud : De la tuberculose, Paris, 1861.

Pécholier : Des préparations de quinquina dans le traitement de la fièvre typhoïde, — *Acad. des Sciences*, octobre 1863.

Quéval : Traitement de la fièvre typhoïde, — Th. de Paris, 1846, n° 174.

Rilliet et Barthez : Traité clinique et pratique des maladies des enfants.

Rilliet et Barthez : In *Journ. des Connaiss. médico-chirurg.*, avril et mai 1841.

Rilliet et Barthez : Nouvelles observations sur quelques points de l'histoire de l'affection typhoïde chez les enfants du premier âge, — in *Arch. gén.*, 3e série, t. 9, p. 155.

Rilliet et Barthez : Des purgatifs dans la fièvre typhoïde des enfants, — in *Arch. gén.*, t. 11, p. 187, 1841.

Rivière (Lazare) : *Praxis medica.*

Rilliet : Fièvre typhoïde chez les enfants, — Th. de Paris, 1840.

Rufz : Quelques mots sur l'influence de l'âge dans la fièvre typhoïde, — in *Arch.*, t. 9, 3e série.

Ragaine : Contagion de la fièvre typhoïde, — in *Bullet. Acad. de Méd.*, t. 10.

Rœderer et Wagler : Traité de la maladie muqueuse.

Ribes : Mémoire d'anatomie et de physiologie, t. 1.

Roger (Henri) : Fièvre typhoïde chez les enfants, — in *Arch. gén.*, juillet 1840.

Rostan : Traitement de la fièvre typhoïde, — in *Gaz. Hôpit.*, 1858.

Rasori : Histoire de la fièvre pétéchiale de Gênes.

Roche : Antagonisme de la variole et de la fièvre typhoïde, — in *Bullet. Acad. de Méd.*

Réquichot : Dissertation sur la fièvre typhoïde avec exposition d'un nouveau traitement appuyé par des observations.

Robin : Des germes contagieux et infectieux, — in *Gaz. Hôpit.*, 2 août 1856.

Sauvages : Nosographie.

Sydenham : Œuvres complètes.

Stoll : Médecine pratique.

Sarcone : Histoire raisonnée des maladies observées à Naples pendant le cours entier de l'année 1764.

Saint-Laurent (de) : Fièvre typhoïde traitée par le sulfate de quinine, — in *Arch.*, 1842, t. 15.

Serres : Médication abortive dans la fièvre typhoïde, — in *Union médic.*, 1847.

Stevens : *Observations on the healty and diseaded properties of the blood.*

Scoutetten : Hydrothérapie.

Stokes : Traitement des perforations intestinales, — in *Gaz. méd.*, 1835.

Société médicale des Hôpitaux : Alimentation dans la fièvre typhoïde, — octobre 1857.

Société de médecine pratique : Alimentation dans la fièvre typhoïde, — in *Gaz. Hôpit.*, 1858.

Taupin : Recherches cliniques sur la fièvre typhoïde observée dans l'enfance, — in *Journ. des Connaiss. médico-chirurg.*, 1839 et 1840.

Trousseau : De la maladie à laquelle M. Bretonneau a donné le nom de dothiénentérite, — in *Archives de Médecine*, 1826.

Trousseau : Clinique médicale de l'Hôtel-Dieu.

Thirial : Péritonites spontanées dans la fièvre typhoïde, — in *Union médic.*, 1853.

Tribe : De l'heureuse influence de l'atmosphère des pays marécageux sur la tuberculisation pulmonaire, — Th. de Montpellier, 1843, n° 98.

Taufflieb : Traitement de la fièvre typhoïde par les purgatifs mercuriels.

Valleix : La fièvre typhoïde et l'inflammation de la fin de l'iléon sont-elles des maladies distinctes ? — Thèse d'agrégation.

Valleix : Guide du médecin praticien.

Valleix : Considérations sur la fièvre typhoïde, et principalement sur la détermination de ses caractères anatomiques essentiels, — in *Arch. gén.*, t. 4, p. 69.

Vogel : *Icones histologiæ pathologiæ.*

Videcoq : *Journ. des Connaiss. médico-chirurg.*, 1835.

Videcoq : Observations et réflexions sur l'emploi des purgatifs, — Th. de Paris, 1835, n° 76.

Vigouroux : Sur l'antagonisme de la fièvre intermittente et des tubercules pulmonaires, — Th. de Paris, 1858.

Bordeaux. — Imprimerie générale d'Émile Crugy, rue et hôtel Saint-Siméon, 16.

9 782013 578066